SIMON &
SCHUSTER

LIBROS EN
ESPAÑOL

¡Cúrese Naturalmente!

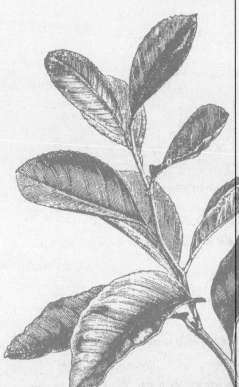

Setenta y Siete
Dolencias
Comunes que Son
Tratadas de Forma
Natural, Incluidos:

ARTRITIS

ARTERIOSCLEROSIS

BRONQUITIS

CANCER

CELULITIS

CORAZON

IMPOTENCIA

MENOPAUSIA

Y MUCHO MAS

Maritza Barton

SIMON & SCHUSTER   *Libros en Español*

SIMON & SCHUSTER
LIBROS EN ESPAÑOL
Rockefeller Center
1230 Avenue of the Americas
New York, NY 10020

Primero edición por Simon & Schuster Libros en Español 1996

SIMON & SCHUSTER y su colofón son marcas registradas de Simon & Schuster Inc.

Diseño de Patrice Sheridan
PRODUCIDO POR K&N BOOKWORKS

Hecho en los Estados Unidos de América

10 9 8 7 6 5 4 3

Datos de catalogación de la Biblioteca del Congreso puede solicitarse información.

ISBN 0-684-83301-8

Las ideas, los procedimientos y las sugerencias de este libro son para complementar, no para reemplazar, el consejo médico de profesionales entrenados. Toda cuestión en cuanto a su salud necesita supervisión médica. Consulte su médico tanto para cualquier condición que necesite atención médica o diagnóstica, así como antes de adoptar las sugerencias médicas de este libro.

La autora y el publicador renuncian toda responsabilidad que, de manera directa o indirecta, resulte del uso de este libro.

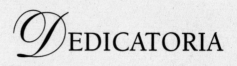

DEDICATORIA

A mis queridos hijos Dany y Guille:

Han sido ustedes el regalo que Dios me dio en este mundo y la motivación constante de mis luchas y esfuerzos para alcanzar mis metas en esta vida.

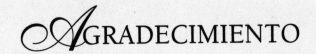GRADECIMIENTO

Mi más sincera admiración y respeto a los profesionales que hicieron posible esta publicación. Su cooperación y su ayuda me han permitido llegar al lector en un trabajo que no hubiese salido a la luz en tan corto tiempo ya que la publicación de un libro, en muchas ocasiones, puede llevar años. Dios los bendiga por todo el amor que demostraron con su colaboración.

Hago extensivo mi agradecimiento a todas las personas que me estimularon a realizar esta obra, a aquellos que me alentaron dándome sus testimonios luego de hacer las dietas y experimentar el alivio para sus males físicos.

Gracias mil, Dios los bendiga.

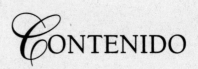

CONTENIDO

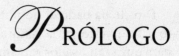RÓLOGO

La salud es amiga de la belleza, por lo tanto, ambas caminan juntas. Si usted goza del privilegio de la salud se sentirá alegre, enstusiasta y con una actitud positiva frente a la vida. Su mirada reflejará su salud en el brillo de sus ojos así como su rostro y cuerpo. Los ojos, que son el espejo del alma y también de su salud se verán libres de toda venita que restan brillo, la piel se verá sin manchas mostrando sus poros normales con el brillo natural, con el rosado normal en las mejillas. El cabello lustroso y así cada una de las partes que forman esta maravillosa creación de nuestro Señor. La creación de Dios no tiene fallas, somos nosotros los que fallamos por desconocimiento; la ignorancia, alguien dijo, es la madre de todos los males.

La información que recibimos con respecto a la salud y su cuidado nos ha sido transmitida de generación en generación con muchos aciertos pero también con algunas fallas.

Nosotros, los latinos que tenemos raíces europeas, nos olvidamos muchas veces que nuestros ancestos vivían en climas totalmente distintos del que nosotros vivimos hoy y por lo tanto sus necesidades alimenticias también eran distintas. Todo esto unido al desequilibrio emocional causado por las presiones sociales y familiares van contaminando nuestro cuerpo, pero, al igual que el hombre destruye Dios construye y es allí adonde queremos llegar.

Dios le ha dado al hombre inteligencia y discernimiento y ha puesto en la naturaleza los elementos necesarios para que sean usados sabiamente en el restablecimiento de lo que se ha perdido temporalmente. Sí, porque la salud es recuperable en cuanto dejamos de agredir a nuestro cuerpo; desde luego, dependiendo del daño que le hayamos causado lo lograremos a corto o a más largo plazo.

¡Cúrese Naturalmente!

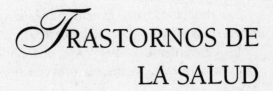RASTORNOS DE LA SALUD

ACIDEZ, DESORDENES ESTOMACALES

Existe la tendencia en el cuerpo humano de producir más acidez que lo normal y ésto ocurre cuando nuestra alimentación es mucho más ácida que alcalina por lo tanto conviene corregir esta condición. Hay varias razones que causan la acidez como, por ejemplo, los riñones que no funcionen bien, el hígado, algún desorden en las glándulas suprarrenales, una dieta impropia, una mala nutrición, obesidad, estrés, un exceso de vitamina C o aspirinas.

Es aconsejable hacer algún tipo de ejercicio físico como caminar, nadar o andar en bicicleta acompañado de actividades sociales y recreativas.

Recomendaciones Dietéticas

Se puede ingerir productos altamente alcalinos como los aguacates, maíz, dátiles, las frutas en general, la toronja, uvas, melones, limones, naranjas, todos los vegetales, la melaza y la miel.

Las almendras bajan la acidez de la sangre así como las nueces, las ciruelas pasas y las cerezas.

Es conveniente comer cada dos horas un poco de papaya o puré de manzana o avena hervida en agua y miel.

Recomendaciones Vitamínicas

Complejo B
Vitaminas y minerales múltiples
Vitamina E
Lecitina
Enzimas digestivas múltiples

Hierbas Recomendadas

Papaya
Betaín hidrocloride
Diente de león
Cardo santo
Própolis
Manzanilla
Sábila
Hierba buena, menta y boldo: 4 a 6 cápsulas diarias

ACNÉ

Es una afección dermatológica que puede llegar a dañar seriamente la piel dejando cicatrices muy profundas, muy difíciles de borrar en muchos casos. Las glándulas sebáceas debido a una hiperactividad, se llenan de sebo y éste se deposita infectándose por virus (estafilococos, estreptococos, etc.) creando un cuadro inflamatorio afectando el área que circunda la glándula y destruyendo el tejido; es allí, en donde falta el tejido, donde se forman las antiestéticas cicatrices.

El acné comienza con los simples puntos negros o comedones hasta llegar a convertirse en una infección generalizada. Puede deberse a una errónea alimentación, hormonal o funcional o puede ser hereditario.

La piel se debe mantener totalmente limpia lavando como mínimo dos veces al día la cara con un buen jabón líquido, luego aplicar alcohol boricado y una crema que contenga antibiótico.

Este tratamiento se hará mientras dure el proceso infeccioso siendo importante mantener el intestino al día, libre de tóxicos, tomando por la noche 2 cápsulas de cáscara sagrada para evacuar el intestino.

Recomendaciones Dietéticas

Comer mucha fruta y verduras naturales y frescas; cereales y legumbres.

Comer pocas carnes blancas: pavo, pollo y pescado.

Arroz integral, cereales integrales, frutas cítricas: naranja, mandarina, toronja; uvas, piñas.

Todo tipo de verduras crudas y cocidas.

Recomendaciones Vitamínicas

Beta caroteno
Vitamina C

Complejo enzimático: 1 cápsula antes de comer
Lecitina
Vitamina E

Hierbas Recomendadas

Diente de león
Própolis
Ajo
Sábila, hierba marina dorada (goldenseal) y equinácea

ALERGIA

La alergia es la respuesta del organismo en forma de asma, eccemas en la piel o fiebre del heno a sustancias externas que pueden ser muchas y variadas. Las más frecuentes son reacciones a cosméticos, animales, picaduras de insectos, medicamentos (penicilina, aspirina), alimentos, productos químicos (para lavar o desinfectar).

En el caso de intolerancia a algunos alimentos es más fácil detectarla ya que las molestias se sienten al poco rato de haberlos ingerido. Existen algunas pruebas que la persona puede hacerse para detectar esta sensibilidad.

Recomendaciones Dietéticas

Comer abundantes frutas frescas y verduras crudas y cocidas: naranjas, toronjas, mandarinas, uvas, piñas, tomates, lechuga, pepinos, papas, batatas, etc.

Comer pocas carnes blancas, así como pollo, pavo y pescado y muchos cereales integrales y arroz integral.

Evitar las carnes rojas, los productos envasados, azúcar, leche entera, harinas blancas, gaseosas, café, chocolate y alcohol.

Estudios recientes han descubierto el beneficio de tomar una aspirina 3 horas antes de las comidas.

Recomendaciones Vitamínicas

Coenzima Q_{10}
Enzimas digestivas
Acidófilos
Vitaminas múltiples
Vitamina A
Vitamina E
Cinc

Hierbas Recomendadas

Burdock, centauria, diente de león y hierba marina dorada (goldenseal) que se tomarán 2 cápsulas de cada una 2 veces al día.

El áloe vera o sábila se puede tomar en cápsulas o líquido varias veces al día.

ALZHEIMER, MAL DE

En los Estados Unidos hay más de 2 millones quinientos mil casos de esta enfermedad. Aunque se clasifica como demencia senil es un desorden que se caracteriza por una disfunción del sistema nervioso alrededor del hipotálamo que es el centro de la memoria.

Esta enfermedad fue clasificada por el año 1907 como degenerativa, siendo su característica más notable el desorden mental que interfiere con la pesonalidad y la relación con la sociedad y el trabajo. Los síntomas son bastante claros: pérdida gradual de la memoria, severas modificaciones en la personalidad, desorientación y falta de percepción del tiempo y del espacio, falta de concentración y de comunicación.

Puede estar asociada con una arteriosclerosis por falta de fluido en el cerebro.

Hay ciertas drogas o enfermedades como la sífilis, tumores cerebrales, hipertiroidismo, etc., que contribuyen a destruir las células cerebrales. Ha quedado demostrado que la enfermedad se acentúa por falta del complejo B.

Recomendaciones Dietéticas

Ver DIETA DESINTOXICANTE número 4 en página 160 y hacerla por 2 o 3 días a la semana hasta lograr una mejoría. Luego continuar con la GUÍA DE NUTRICIÓN (página 177) el resto de la semana.

Recomendaciones Vitamínicas

Coenzima Q_{10}
Kelp (alga marina)
Lecitina, potasio, RNA y DNA
Selenio, cinc
Vitamina B_6
Vitamina C
Vitamina E

Hierbas Recomendadas

Ginkgo biloba, diente de león y hierba marina dorada
(goldenseal)
Tomar varias tazas de té al día; también en cápsulas

ANEMIA

Millones de seres en el mundo sufren de anemia que
es la reducción de células rojas en la sangre produciendo fatiga, mareos, uñas débiles, labios secos,
sequedad en los ojos, irritabilidad, depresión, llagas en
la boca, cesación de la menstruación, falta de apetito,
dolor de cabeza, constipación, dificultad en concen-
trarse.
La falta de hierro es una de las causas más comunes de
la anemia.

Recomendaciones Dietéticas

Se debe incluir en la dieta huevos, brócoli, melaza, alfalfa, legumbres, frutas (especialmente cerezas) y verduras
frescas y cereales integrales así como arroz integral, carne
de pescado e hígado asado.
Tomar dos vasos al día de extracto de berro, zanahoria
y naranja.

Recomendaciones Vitamínicas

Extracto de hígado de bacalao
Melaza: 4 cucharadas al día
Acido fólico
Biotín
Vitamina B_{12}
Vitaminas múltiples: 1 cápsula por día
Vitamina C
Yeast o levadura de cerveza: 2 cucharadas diarias
Vitamina A
Vitamina E

Hierbas Recomendadas

Alfalfa y diente de león
Berro

ARTERIOSCLEROSIS

La arteriosclerosis es producto de la calcificación de las arterias; estos depósitos asociados con sustancias grasas crean una condición que produce un efecto sobre la circulación pobre. Esta condición puede causar "strokes" o anginas o presión alta desencadenando en un ataque al corazón, especialmente en infarto al miocardio u oclusión coronaria.

Recomendaciones Dietéticas

Tomar mucha agua, utilizar aceite de oliva, comer muchas frutas y vegetales crudos o cocidos.

Evitar las grasas, sal, carnes rojas, café, gaseosas, tabaco, alcohol y especias.
Ver DIETA DESINTOXICANTE número 4.

Recomendaciones Vitamínicas

Vitamina E
Vitamina C
Lecitina
Ajo
Enzimas digestivas: 1 cápsula antes de comer
Selenio: 1 cápsula al día
Vitaminas múltiples: 1 cápsula al día
Coenzima Q_{10}: 1 cápsula al día

Hierbas Recomendadas

Pimentón de Cayena
Pamplina (chickweed)
Ginkgo biloba

ARTRITIS

Se caracteriza por inflamación y dolor en las articulaciones.
Existen varias formas de artritis como osteoartritis, artritis reumatoidea o degenerativa, artritis juvenil, etc.
Existen suplementos naturales que contribuyen al mejoramiento de la enfermedad.

Recomendaciones Dietéticas

Ingerir alimentos integrales, como arroz y cereales (avena), linaza (2 cucharadas que se dejarán en agua toda la noche) ya que es un poderoso desinflamante, verduras de hojas verdes así como también cebollas, espárragos, alfalfa, yuca, papa, calabaza, apio, perejil, achicoria, zanahoria, espinaca, rabanitos y todas las frutas y pescados. Es importante tomar entre 8 y 10 vasos de agua diariamente, jugos de verduras frescos que ayudarán a desintegrar los depósitos en las articulaciones, especialmente de alfalfa, apio y papa así como el té de manzanilla.

Frutas muy recomendadas para comer o tomarlas en jugos: piñas, papaya, manzanas, guindas y banamas. Tomar 3 a 4 vasos por día y continuar con la DIETA DESINTOXICANTE número 4 durante 3 días y el resto de la semana con la DIETA DE 7 DÍAS.

Evitar la leche que contenga vitamina D o baja en grasa con acidófilos, productos que contengan azúcar o sal, berenjena, harinas blancas, carnes rojas y grasas.

Recomendaciones Vitamínicas

Primrose (prímula)
Aceite de pescado
Coenzima Q_{10}: 1 cápsula diaria
Ajo: 3 cápsulas por día
Kelp (alga marina)
Enzimas múltiples: 1 cápsula con las comidas
Niacinamide: 100 mgs por día
Vitamina B_6
Vitamina B
PABA
Vitamina C con bioflavonoides
Gerovital: 1 cápsula por día
Vitamina E
Vitamina A

Hierbas Recomendadas

Yuca: 6 cápsulas por día
Alfalfa: 15 cápsulas por día
Pimentón de Cayena: 3 cápsulas por día

ASMA O CONGESTIÓN BRONQUIAL

Se caracteriza por una opresión en el pecho debido a la falta de aire a través de los conductos que lo llevan a los pulmones; por esta razón los bronquios resultan afectados debido a los espasmos musculares que pueden acrecentarse cuando hay acumulación de mucosidad.

Recomendaciones Dietéticas

Ver DIETA en páginas 160 y 163.

Recomendaciones Vitamínicas

Aceite de hígado de bacalao (cod liver oil): 4 cápsulas diarias
Acido pantoténico
Complejo B
Vitamina B_6
Vitamina E
Magnesio
Bromelín
Vitamina C
Polen de abejas en gránulos
Coenzima Q_{10}

Áloe vera
Equinácea
Própolis: 6 cápsulas diarias
Pau d'Arco: 3 cápsulas diarias
Ajo: 4 cápsulas al irse a dormir

Hierbas Recomendadas

Té de manzanilla con limón y miel
Sábila, própolis, jugo de limón: de 4 a 6 veces por día

BRONQUITIS

Es una inflamación de los bronquios irritados por la acumulación de mucosidad dando molestias en el pecho, dolores en la garganta y dificultad al respirar. A veces hay complicaciones de infecciones que desencadenan en neumonía.

La bronquitis crónica es frecuentemente una irritación de los pulmones asociada a una infección. Las alergias también pueden producir una bronquitis crónica. La falta de oxígeno puede traer con el tiempo una enfermedad cardíaca.

Ante un ataque serio de infección se puede recurrir a los antibióticos pero hay suplementos y nutrientes que pueden ser beneficiosos.

Recomendaciones Dietéticas

Ver DIETA en la GUÍA DE NUTRICIÓN (página 177).

Recomendaciones Vitamínicas

Vitamina C con bioflavonoides
Beta caroteno
Aceite de hígado de bacalao (cod liver oil)
Própolis: 8 a 10 cápsulas diarias
Clorofila
Ajo: 3 cápsulas al irse a dormir
Vitaminas y minerales múltiples: 2 cápsulas diarias

Hierbas Recomendadas

Algunas combinaciones de hierbas dan excelentes resultados en casos de bronquitis, como ser: equinacea, black radish (rábano negro), chickweed (pamplina), eucalipto, fenogreco, ginsén, Pau d'Arco.

Se recomienda tomar mucho líquido, especialmente agua con limón y miel.

BURSITIS

Inflamación que puede producirse en las articulaciones, en los músculos o tendones impidiendo el movimiento muscular adecuado produciendo fricción entre los huesos. Muchas veces es producto de alergias o acumulación de calcio o una alimentación inadecuada.

El tratamiento de esta enfermedad requiere una dieta desintoxicante para eliminar parte de los residuos tóxicos como así también ciertas vitaminas y minerales.

Muchos médicos recomiendan frío en las articulaciones para aminorar el dolor.

Es recomendable el aceite de castor tibio aplicado en forma de masaje.

Recomendaciones Dietéticas

Eliminar de la dieta todos los alimentos proteicos animales, el café, el cigarro, la sal, el azúcar blanca y las harinas blancas.

Limonada: comenzando con 3 limones el primer día e ir aumentando 1 limón cada día hasta llegar a 6 limones diarios.

Hacer por 4 días la DIETA número 4 (página 160) y continuar con la GUÍA DE NUTRICIÓN (página 177) por 7 días hasta lograr la recuperación total.

Recomendaciones Vitamínicas

Vitaminas y minerales múltiples: 1 cápsula por día
Vitamina A
Vitamina C con bioflavonoides
Vitamina E
Lecitina: 1 cápsula al día
Complejo enzimático

Hierbas Recomendadas

Sábila: 5 a 6 vasos diarios
Té de zarzaparrilla o manzanilla mezclada con hierba buena: 4 a 6 tazas diarias

CÁNCER

Hasta el momento no se sabe a ciencia cierta qué provoca el cáncer pero sí se sabe que el cigarrillo es una de ellas así como algunos productos irritantes.

Hay carcinomas de la piel, de las membranas de las mucosas y otros órganos; leucemia, que es el cáncer de la sangre; sarcoma, que afecta los músculos, el tejido conectivo y los huesos; linfomas, que afecta el sistema linfático.

Lo que sí se sabe es que el cáncer del colon es provocado por una alimentación errónea y que podría tener tratamiento preventivo incluyendo una dieta rica en vitaminas, especialmente vitamina B_6.

El ejercicio es muy importante, aunque sea caminar; mantenerse en su peso ideal y dormir las horas necesarias evitando las drogas, de cualquier tipo.

Recomendaciones Dietéticas

Ver DIETAS DESINTOXICANTES y continuar la DIETA DE 7 DÍAS en páginas 163–68.

A través de estudios se ha demostrado que el jugo de zanahoria y espárragos pueden dar excelentes resultados igual que las uvas blancas, cerezas, jugo de manzana fresco por la mañana y por la noche y abundante agua destilada durante el día. Comer ensalada de cebolla, zanahoria y berro; brócoli, coliflor, zapallo, almendras, granos, arroz integral, cereales integrales, frutas cítricas y melón.

Cuando exista estreñimiento crónico las enemas diarias de café americano son eficientes.

De ajo: hervir 4 o 5 dientes de ajo y utilizar el agua en enema.

De limón: exprimir el zumo de 2 limones y utilizar el agua. Después de la enema tomar 2 cucharadas de yogur natural y 4 cápsulas de levadura con sábila.

Recomendaciones Vitamínicas

Coenzima Q_{10}
Vitamina E
Vitamina C
Ajo: 4 o 6 cápsulas al irse a dormir
Selenio
Vitamina A
Enzimas digestivas: 1 cápsula con cada comida
Vitaminas y minerales múltiples: 1 al día

Hierbas Recomendadas

Pezuña de gato (Pau d'Arco), zarzaparrilla y hierba marina dorada (goldenseal): varias tazas de té al día
Ajo: 8 cápsulas al día
Própolis: 8 cápsulas al día

CÁNCER DE LA PIEL

Existen distintos tipos de cáncer de la piel, el más común, curable, es el de las células basales o carcionoma cuando se trata a tiempo. El melanoma, no es muy frecuente pero sí el más serio.

La exposición prolongada al sol causa este tipo de cáncer en el 90 por ciento de las personas que lo padecen. El sol ocasiona serios daños a las células que se van destruyendo lentamente sobre todo cuando no se usa protector solar; el sol puede afectar seriamente los ojos, especialmente a las personas de ojos claros.

Si usted ha notado que en su piel se ha desarrollado alguna verruga que se irrita constantemente o mancha que ha cambiado de color y tamaño o que se descama o sangra al tocarla, visite inmediatamente a su médico. Estas manchas o verrugas suelen aparecer en los labios, la nariz, las orejas, la cara, los hombros, el pecho, los brazos. No las subestime ya que puede llegar a ser serio. Se sabe que la capa de ozono está debilitada y eso hace que los rayos ultravioletas penetren más directamente a la tierra y mucho más intensamente.

Se debe usar en todo momento bloqueadores de un 15 por ciento para atenuar el efecto de los rayos solares y espejuelos especiales en personas que tienen que trabajar al sol.

En un artículo de *British Journal of Surgery* se aconseja el uso de primrose oil o aceite de pescado para prevenir la formación del melanoma maligno.

Debe hacerse una dieta saludable para regenenerar las células.

Recomendaciones Dietéticas

Seguir la GUIA DE NUTRICIÓN al final del libro.

Recomendaciones Vitamínicas

Coenzima Q_{10}
Primrose oil (aceite de prímula)

Ajo

Enzimas digestivas: 1 con cada comida

Vitamina A

Levadura de cerveza

Vitamina C con bioflavonoides

Vitamina E

Complejo vitamínico con minerales

Niacín

Choline-Inositol

PABA

DNA

Kelp

Sábila: aplicarse en la piel 2 veces al día en la zona irritada juntamente con el aceite de prímula

CANDIDIASIS O CANDIDA ALBICANS

Es un tipo de hongo que habita en el intestino o en el aparato genitourinario, en la boca o en la garganta. Este hongo sobrevive cuando existen otros tipos de hongos en el cuerpo y se multiplican debilitando el sistema inmunológico ya que se diseminan por todo el cuerpo. Existen varios síntomas, especialmente en la garganta o en la boca, como llagas o molestias. En la mujer se manifiesta en vaginitis segregando un flujo blanco acompañado por una molesta picazón.

Es importante mantener el intestino limpio eliminando el estreñimiento para lo cual se recomiendan las fibras, sobre todo, tomar mucha agua con limón, linaza (dejar en remojo toda la noche 1 cucharada en 1 vaso de agua y tomarla con jugo de sábila por la mañana).

Los hongos en algunos casos son consecuencia de alergias a ciertas comidas y en otros se contraen por contagio.

Puede producir diarreas, colitis, constipación, dolor abdominal, dolor en las articulaciones, dolor en la garganta y en la boca. También puede afectar a los riñones y traer artritis.

Tanto el hombre como la mujer pueden ser afectados por hongos siendo los diabéticos los más propensos a padecer este tipo de infección.

En 1/4 de litro de agua, hervir 4 dientes de ajo, agregar 2 cucharadas de vinagre de manzana. Con el agua tibia hacer lavados vaginales 1 vez por día hasta lograr el alivio del malestar.

Recomendaciones Dietéticas

Ajo: 6 cápsulas diarias
Acidófilos: 2 a 4 cápsulas antes de acostarse
Omega-3
Vitamina C
Complejo vitamínico y minerales: 1 cápsula al día
Vitamina A
Yogurt
Jugo de cranberry (arándono): 6 a 8 vasos por día

Hierbas Recomendadas

Própolis
Pau d'Arco
Ajo
Cáscara sagrada
Miller Brown o psyllium: 2 cucharadas por día

CANSANCIO CRÓNICO

El síntoma del cansancio crónico puede deberse a algunas enfermedades infecciosas, intestinales, anemia, herpes, hipertiroidismo o depresión, irritabilidad, estrés y disturbios en el sueño.

Recomendaciones Dietéticas

Tomar un buen desayuno: cereales integrales, huevo pasado por agua, 2 tostadas y jugo de naranja con zanahoria y berro que se puede tomar varias veces al día.

Comer vegetales crudos, en ensaladas, o cocidos, condimentados con aceite de oliva y limón. Tomar 2 o 3 vasos de leche descremada al día con 1 cucharada de miel.

Comer de 2 a 3 veces a la semana pavo, pescado o pollo al horno, sin grasa.

Recomendaciones Vitamínicas

Coenzima Q_{10}
Lecitina
Acidófilos
Enzimas digestivas: 1 con cada comida
Vitamina A
Vitamina E
Vitaminas múltiples
Ajo: 3 cápsulas al día
Complejo B
Aceite de hígado de bacalao (cod liver oil)
Cinc
Selenio

Potasio
Magnesio
Calcio

Hierbas Recomendadas

Ginsén
Equinácea
Diente de león
Hierba marina dorada (goldenseal)
Pau d'Arco

CELULITIS

La celulitis es una afección mucho más frecuente en la mujer que en el hombre dando un aspecto de piel de naranja al no verse ésta firme y uniforme, especialmente en el área de las piernas.

Definir las causas de la celulitis es bastante difícil, sin embargo, éstas pueden ser emocionales; depresión, frustración, agotamiento nervioso, estrés, etc., sumado a una dieta errónea.

Se puede mejorar este padecimiento adoptando un estilo de vida diferente y una alimentación saludable.

Los ejercicios y masajes son muy beneficiosos. Hacer ejercicios diariamente por un mínimo de 30 minutos: caminar, nadar, andar en bicicleta, etc.

Recomendaciones Dietéticas

La dieta debe ser rica en fibras, vitaminas y minerales. Consumir tomate, cebolla, ajo, pepino, apio, perejil, repollo, hinojo, alfalfa, etc., comer ensaladas crudas y jugos de zanahoria, apio y perejil; cereales integrales (avena, mijo, cebada, arroz integral).

Eliminar las bebidas gaseosas, café, té, alcohol, carnes rojas, comidas enlatadas y fritas, sal, azúcar, harinas blancas y condimentos.

Recomendaciones Vitaminicas

Vitaminas y minerales múltiples
Vitamina C
Vitamina E
Niacinamide
Alfalfa
Kelp (alga marina)
Tiroxina
Calcio
Magnesio
Potasio
Enzimas digestivas
Lecitina
Ajo
Linaza: 2 cucharadas en 1 vaso de agua, dejando remojar por 2 ó 3 horas: tomar en ayunas (ver en página 158)
Áloe vera: 4 a 6 vasos mezclado con jugo de limón y agua
Aceite de oliva: 3 a 4 cucharadas por día para limpiar el hígado (también se usará externamente para dar masajes ayudando a una mejor circulación y en caso de várices puede suavizar y mejorar esa condición)

Hierbas Recomendadas

Ya que la celulitis muchas veces viene acompañada de desórdenes hormonales, el ginsén y el Don Quai regulan los períodos menstruales: 2 cápsulas al día de cada una.

CIRCULACIÓN, PROBLEMAS CIRCULATORIOS

Muchas veces este desorden es debido a la hipertensión como resultado de placas de colesterol que se van depositando en las células causando su estrechamiento. Esta estrechez va a favorecer una pobre circulación causando serios problemas como, por ejemplo, várices, arteriosclerosis, angina de pecho y problemas cardiovasculares. Una mala circulación puede ser consecuencia del tabaco en personas que fuman mucho, padeciendo de adormecimiento en los dedos de los pies o de las manos con contracciones espasmódicas, frío, tanto en los pies como en las manos y poniéndose de color oscuro debido a la falta de circulación.

Este mal más común verlo en las mujeres; cuando aparece en los hombres este tipo de problema, puede ocasionarle gangrena. Es importante tratar a tiempo este trastorno de salud para prevenir serios efectos secundarios.

Recomendaciones Dietéticas

La dieta debe ser alta en fibra: brócoli, cebolla, ajo, espinaca, apio, perejil, lechuga y legumbres.

Comer cereales y arroz integral, avena, cebada y linaza para mantener bajo el colesterol.

Incluir en la dieta aceite de oliva y muchas frutas: bananas, peras, uvas, manzanas, piña, toronjas, naranjas, mandarinas, melocotones, ciruelas, etc.

Eliminar de la dieta las comidas enlatadas, las bebidas gaseosas, las grasas, la sal, las frituras, la carne de res y de cerdo.

Recomendaciones Vitamínicas

Lecitina
Coenzima Q_{10}
Ajo
Enzimas digestivas múltiples con cada comida
Complejo B
Vitamina B_1, B_6 y B_{12}: 1 cápsula con cada comida
Vitamina C
Vitamina E

Hierbas Recomendadas

Pimentón de Cayena, Ginkgo biloba
Hierba marina dorada (goldenseal)
Cola de caballo
Regaliz
Seguir tres días por semana la DIETA DESINTOXICANTE número 3 (ver página 159).

CIRROSIS HEPÁTICA

Es una inflamación del hígado; una degeneración de este órgano que deja de funcionar adecuadamente no permitiendo el paso de la sangre libremente. La causa más común de esta enfermedad puede ser el consumo del alcohol, una hepatitis viral o una mala nutrición crónica.

Recomendaciones Dietéticas

Deben ingerirse alimentos naturales evitando la proteína animal; tomar jugos frescos, naturales, de zanahoria, limón, uva, papaya, etc. Incluir en la dieta almendras, nueces, granos enteros, leche descremada con acidófilos y pescado una vez por semana.

Mantener el intestino limpio tomando por las noches 2 cápsulas de ajo con 1 cucharada de psyllium en jugo de limón y agua.

Recomendaciones Vitamínicas

Choline-Inositol
Lecitina
Cardo santo
Diente de león
Complejo enzimático:
   1 cápsula después de comer
Betaíne
Vitaminas y minerales múltiples

Hierbas Recomendadas

Alfalfa
Hierba marina dorada (goldenseal), cola de caballo, equinácea, boldo y agua con limón
Se puede preparar un cocimiento con todas estas hierbas y tomar de 6 a 8 tazas diarias

CISTITIS—ENFERMEDAD DEL RIÑÓN

Generalmente es causada por ingerir altas dosis de alimentos proteicos depositando ácido úrico en el riñón. La cistitis es la resultante de la inflamación del riñón siendo más frecuente en la mujer que en el hombre.

El 85 por ciento de las infecciones urinarias son causadas por una bacteria llamada *Escherichia colie* que se forma en los intestinos; otra causante es la Clamidia en las mujeres sexualmente activas.

Hay que tratar a tiempo esta infección para evitar que derive en problemas más serios. Se puede controlar con antibióticos y analgésicos que le recetará su médico.

Es importante hacer algún ejercicio como caminar, nadar, o andar en bicicleta.

Recomendaciones Dietéticas

La dieta debe ser vegetariana y baja en proteínas, sobre todo hay que consumir verduras crudas y cocidas y abundantes frutas evitando la espinaca y el ruibarbo, chocolate, café, sal, carne roja, bebidas gaseosas.

Incorporar en la dieta papas, espárragos, ajo, perejil, berro, pepino, apio, plátano, manzana, cerezas, papaya, sandía (comerla sola, lejos de las comidas), leche descremada con acidófilos y yogur natural (2 a 3 veces al día).

Es preferible hacer de 4 a 6 comidas por día y si el trastorno fuera muy severo es aconsejable ayunar tomando solamente jugos de apio o zanahoria y perejil.

Recomendaciones Vitamínicas

Vitamina C
Vitamina A
Vitamina B_6
Magnesio
Ajo
Complejo B
Própolis
Acidófilos
Levadura de cerveza: 2 cucharadas por día para formar
    una flora intestinal de bacilos y bacterias saludables
Sábila: 2 a 3 vasos diarios

Hierbas Recomendadas

Cola de caballo, salvia, escaramujo, manzanilla, hierba
buena, uva ursi, olmo americano. Tomar de 6 a 8 tazas de
té con estas hierbas.

El té de perejil es un excelente aliado para los riñones,
por lo tanto, si prefiere tomar las hierbas en cápsulas,
acompáñelas con té de perejil o tómelo solo.

El té de perejil está restringido en el caso de embarazo;
pudiera ser abortivo.

CLAMIDIA

Enfermedad que se transmite sexualmente siendo
semejante a la gonorrea teniendo la apariencia de un
herpe simple. Se calcula que entre 3 y 10 millones de
jóvenes lo padecen habiendo estadísticas de adultos.

Ante cualquier síntoma de inflamación se debe acudir al médico para ser tratado pues de no ser atendido a tiempo puede producir infertilidad y en caso extremo, una histerectomía.

Hay pruebas que pueden hacerse para detectar esta enfermedad y tratarla adecuadamente.

Recomendaciones Dietéticas

Comer frutas y verduras frescas, cereales de todo tipo y jugos naturales.

Consumir carnes blancas: pavo, pollo y pescado; vegetales cocidos y crudos en ensaladas condimentadas con limón y ajo.

Recomendaciones Vitamínicas

Ajo
Vitamina C de 1.000 U
Vitamina A de 25.000 U
Coenzima Q_{10}
Kelp (alga marina)
Vitaminas y minerales múltiples
Cinc

Hierbas Recomendadas

Equinácea
Hierba marina dorado (goldenseal)
Pau d'Arco

Própolis
Cápsulas de acidófilos

Es importante mantener el intestino limpio; en caso de estreñimiento tomar 2 cápsulas de cáscara sagrada por la noche con 1 cucharada de psyllium disuelto en un vaso de jugo de manzana.

Por la mañana en ayunas, tomar linaza, 2 cucharadas en 1 vaso de agua, dejando remojo por 2 ó 3 horas, y tomar todo junto (ver en página 160).

COLITIS

Inflamación del colon que puede ser crónica, manifestándose a temprana edad o en la edad adulta. Los síntomas pueden ser dolores abdominales o diarreas sintiendo la necesidad de evacuar el intestino constantemente. Muchas veces se van a encontrar residuos de sangre en las heces; en estos casos es conveniente hacerse ver por un especialista para determinar el origen del sangramiento.

Recomendaciones Dietéticas

La alimentación debe ser a base de hierbas hervidas en poca agua unos 5 minutos y sin sal agregándole solamente aceite de oliva. Comer arroz integral, jugos naturales y 2 cucharadas de psyllium mezclado con jugo de manzana antes de irse a dormir.

Recomendaciones Vitamínicas

Acidófilos
Ajo
Alfalfa
Vitamina A
Vitamina E
Complejo B
Cinc
Vitamina C
Enzimas digestivas múltiples con pancreatina: 3 cápsu-
las diarias

Hierbas Recomendadas

Manzanilla, diente de león, sábila, Pau d'Arco, papaya:
tomar de 4 a 6 tazas al día

CONSTIPACIÓN (O ESTREÑIMIENTO)

Las causas del estreñimiento pueden ser fisiológicas o
psicológicas. Las psicológicas pueden darse cuando la persona vive bajo mucho estrés, nerviosismo, tensiones, preocupaciones, penas frecuentes y no escucha el llamado de
la Naturaleza, es decir, que el intestino le está avisando
que tiene que evacuarse pero él pospone el momento.

Las fisiológicas pueden deberse a falta de ejercicio, falta
de tonacidad abdominal, falta de hidratación, mal funcionamiento del hígado, alergias a ciertos alimentos, alimentos super refinados, como son las harinas blancas,
deficiencia de vitaminas y minerales, especialmente del
complejo B, el Choline-Inositol y el potasio, demasiadas

proteínas naturales en la dieta son también el resultado de putrefacciones intestinales.

Cuando existe este tipo de alteraciones hay repercusiones en todo el organismo como dolores de cabeza, mareos, nerviosismo, estados patológicos que se manifiestan de alguna manera. Por lo tanto, hay que tratar el estreñimiento para que no se convierta en un problema crónico.

Al estreñimiento y constipación se le asocian hemorroides, gases, insomnio, venas varicosas, obesidad, indigestión, diverticulitis, apendicitis, hernia y cáncer como resultado de residuos tóxicos que no se mueven en el momento necesario.

Es importante tener alguna actividad, como caminar o andar en bicicleta para activar el movimiento intestinal.

Recomendaciones Dietéticas

Tomar por la noche 2 cucharadas de psyllium con jugo de papaya o jugo de ciruela con 1 cucharada de aceite de oliva y linaza en ayunas (ver DIETAS, en página 160).

Si el estreñimiento persisitiera por varios días es aconsejable hacer enemas de café hasta regularizar el intestino y tomar 1 cucharada de germen de trigo con jugo de ciruela 3 veces al día.

Reemplazar el azúcar por miel.

Ver DIETA DESINTOXICANTE número 2 en página 159.

Recomendaciones Vitamínicas

Áloe vera o sábila: 1/2 vaso en ayunas y de 4 a 6 vasos durante el día mezclados con jugo de ciruela

Ajo: 2 cápsulas por día
Cáscara sagrada
Leche con acidófilos
Enzimas digestivas múltiples: 1 cápsula con las comidas
Complejo vitamínico: 1 cápsula por día
Vitamina B_{12}
Calcio
Magnesio
Vitamina E de 400 U

Hierbas Recomendadas

Diente de león, cáscara sagrada, raíz de consuelda (comfrey), hierba marina dorada (goldenseal) y clorofila: 2 cápsulas por día

Si el estreñimiento persisitiera por varios días es aconsejable hacer enemas de café hasta regularizar el intestino y tomar 1 cucharada de germen de trigo con jugo de ciruela 3 veces al día.
Reemplazar el azúcar por miel.

CORAZON—COLESTEROL ALTO

Las enfermedades cardiovasculares son las más frecuentes en estos tiempos siendo la causante número 1 de muertes en los Estados Unidos; más de 1.000.000 de personas mueren anualmente por enfermedades cardíacas y se considera que hay unos 50 millones de americanos afectados por enfermedades del corazón.

Cuando hay insuficiencia de oxígeno en el corazón puede provocar la angina.

Siendo el corazón el más importante músculo del cuerpo es aconsejable que las personas que padecen de presión arterial o dolores en el pecho se examinen. Si su pulso es superior a 60, al despertarse en la mañana, significa que tiene buena salud pero si supera las 80 pulsaciones por minuto tiene que considerar seriamente el hacer una dieta estricta y un cambio de vida sin dejar de consultar con su médico.

Hacer algún ejercicio físico, como caminar, nadar o andar en bicicleta entre 15 minutos y media hora por día.

Recomendaciones Dietéticas

Comer mucha fibra, pescado al horno, pavo o pollo, condimentar los alimentos con ajo y cebolla tratando de mantener el colesterol bajo y agregar nueces y almedras a los alimentos, usar aceite de oliva y consumir salmón y atún.

Evitar la sal, las bebidas gaseosas, mantenerse en su peso ideal o por debajo de su peso normal.

Eliminar el café, té, tabaco, alcohol, azúcar, mantequilla, carnes rojas (res o cerdo), frituras, alimentos refinados, productos enlatados, las especias y las harinas blancas.

Recomendaciones Vitamínicas

Vitamina E
Coenzima Q_{10}

Ajo
Lecitina
Max Epa
Vitaminas múltiples (Gerovital)
Enzimas digestivas múltiples: 1 cápsula antes de las
   comidas
Choline-Inositol

Hierbas Recomendadas

Pimentón de Cayena
Diente de león
Hierba marina dorada (goldenseal)
Seguir DIETA DE 7 DÍAS, página 163.

DEPRESIÓN

Los síntomas más frecuentes de la depresión son: el insomnio, cansancio, pérdida del apetito, dolores de cabeza, dolores
de la espalda, inflamación del colon o desórdenes del intestino,
falta de aprecio por la vida y algunas personas hasta llegan a
considerar el suicidio. Hay que prestar atención a la depresión
pues cuando se convierte en algo crónico es una enfermedad
seria.

Luego de un exahustivo exámen hecho por un especialista, y una vez eliminadas otras causas como el estrés,
mala nutrición, enfermedades como la mononucleosis o
desorden de la tiroides o endometriosis o alergias a ciertos
alimentos, debe tratarse la depresión.

Existen factores hereditarios significativos que pueden
llevar al padecimiento de esta enfermedad.

Algunos alimentos pueden actuar como neuro-trasmisores, como la serotina, que trabaja directamente sobre el cerebro, los aminoácidos, los complejos de carbohidratos con triptófano dan un efecto calmante, las proteínas promueven la producción de dopamine y la neuropinefrina que al paciente lo pone alerta. La tiroxina, que es un aminoácido, estimula una correcta actitud mental.

Hacer algún ejercicio como caminar, nadar o andar en bicicleta acompañándolos con actividades sociales y lecturas educativas.

Recomendaciones Dietéticas

Comer abundantes frutas frescas, verduras crudas y cocidas y frijoles de soja. Carnes blancas: pollo, pavo y pescado.

Reemplazar el pan blanco por el integral, cereales integrales, leche entera, yogur y queso.

Condimentar con aceite de oliva y limón.

Evitar el azúcar, las harinas blancas, el alcohol y el tabaco.

Recomendaciones Vitamínicas

Complejo B
Vitamina B_1
Vitamina B_6
Vitamina B_{12}
Extracto de hígado
Choline-Inositol
Lecitina

Gerovital
Tiroxina
Niacinamide de 100 mgs
Calcio
Magnesio

Hierbas Recomendadas

Valeriana, cataria, adormidera o lady slipper: 4 a 6 cápsulas
Sábila y linaza

DERMATITIS

La dermatitis puede ser alérgica afectando la coloración
o dando picazón o descamación de la piel producida por
algunos metales, perfumes, cosméticos, medicamentos,
plantas o animales.

Una vez eliminado el factor que ha producido la dermatitis puede tratarse con nutrientes a base de complejo B.

Recomendaciones Dietéticas

Comer alimentos naturales, frutas, verduras crudas o
cocidas y jugos naturales.

Evitar el azúcar, las harinas blancas, los productos grasos, los productos procesados o envasados.

Limones: 3 a 5 exprimidos y mezclados con agua. Ver
DIETA número 4 en página 158.

Seguir 3 días la GUÍA DE NUTRICIÓN (página 177) y 4
días la dieta hasta lograr la mejoría.

Recomendaciones Vitamínicas

Vitamina B_6
Niacinamide
Kelp (alga marina)
Max Epa
Vitamina E
Cinc
Vitamina A de 10.000 U

Hierbas Recomendadas

Diente de león, Pau d'Arco, hierba marina dorada (gold-enseal), perejil, sábila y linaza: se dejan 2 cucharadas en agua toda la noche y se toma en ayunas

DIABETES

Los síntomas característicos de la diabetes son: la frecuente necesidad de orinar, mucha sed, mareos, cansancio, irritabilidad, debido al mal funcionamiento del páncreas que no llega a producir la suficiente cantidad de insulina que el organismo requiere.

Uno de los factores determinantes de la diabetes es la obesidad, calculándose que entre 3 y 6 millones de norteamericanos son tratados de este mal.

Siendo una enfermedad genética, es importante que si alguien la padece en su familia, usted consulte con su médico.

Es bueno que el diabético haga algún ejercicio como caminar, nadar y andar en bicicleta, controlando siempre la circulación sanguínea.

Dos veces al día, en el baño, cepíllese todo su cuerpo, de los pies a la cabeza, y dése golpes con el cepillo seco.

Es importante tomar abundante agua con limón y sábila.

Recomendaciones Dietéticas

Una alimentación alta en fibra y carbohidratos reduce la cantidad de insulina. Los carbohidratos deben ser de origen natural, sin refinar, para favorecer una lenta digestión: granos enteros, trigo, arroz integral, mijo, avena, verduras y frutas crudas ya que estas últimas proveen fructosa que no necesita de insulina para ser metabolizada.

El 80 por ciento de la dieta en los diabéticos debe consistir de alimentos crudos ya que actúan directamente sobre el páncreas ayudando en la producción de insulina. El consumo de proteína debe ser a base de requesón, yogur o quefir, nueces o aguacate, evitando el exceso de peso; por el contrario, es aconsejable estar por debajo del peso normal. Se sugiere comer pequeñas cantidades varias veces al día: una fruta cada dos horas o algún cereal.

El diabético tiende a padecer de acidez porque su metabolismo es lento; por lo tanto, es recomendable una dieta alcalina a base de frutas, verduras y leche, y de productos lácteos bajos en grasas.

Son aconsejables los pepinos y las chauchas o habichuelas.

Berenjenas: cortar una en pequeños trocitos y dejarla en agua toda la noche. Por la mañana tomar esa agua.

Ver DIETA números 2 y 3 en páginas 175 y 176.

Recomendaciones Vitamínicas

Ajo: 4 a 6 cápsulas al día reduce la cantidad de azúcar
en la sangre
Complejo B
Vitamina B_1
Choline-Inositol
Complejo enzimático
Magnesio
Vitamina A
Espirulina
Levadura de cerveza: 2 cucharadas al día mezclada con
jugo de apio y sábila
Cromo
Manganeso
Vitamina C
Vitamina E
Niacinamida
Lecitina

Hierbas Recomendadas

Sábila: tomarla varias veces al día
Diente de león: 2 a 3 tazas de té al día ó de 4 a 6 cápsu-
las
Alfalfa: 2 a 4 tazas por día; en cápsulas: 15 a 20 diarias
Ginsén: 2 a 3 cápsulas diarias
Uva ursi: 2 a 3 cápsulas diarias
Hierba marina dorada (goldenseal): 2 a 3 cápsulas
diarias

DIARREA

Es una condición causada por una inflamación del intestino, producto muchas veces de tóxicos o indigestiones, venenos ingeridos en alimentos procesados en mal estado, estrés, infecciones intestinales o del páncreas, cáncer, laxantes, antiácidos, cafeína, parásitos, virus, bacterias u otros microorganimos que se pueden encontrar en el agua, en los vegetales mal lavados o en químicos que se les agregan a las verduras o frutas. La pérdida de líquido y minerales y la deshidratación que trae como consecuencia la diarrea, puede dar dolor de cabeza, fiebre alta, mareos y otros malestares.

Recomendaciones Dietéticas

Dieta a base de líquidos, como ser: jugo de papaya, de limón, de piña, etc.

Dorar 4 cucharadas de arroz en un poquito de aceite de oliva y luego agregarle 4 tazas de agua hirviendo y seguir hirviéndolo hasta que se cocine. Tomar el agua durante el día, agregándole el jugo de 2 limones.

Comer manzana cruda pelada y rallada con miel; se puede mezclar con banana.

No comer en abundancia cuando hay diarrea. Las comidas deben ser livianas; como por ejemplo, caldos, arroz integral, avena y frutas como la manzana, papaya, banana y piña.

Si la diarrea persiste, el tratamiento a seguir es una dieta a base de líquidos y hierbas refrescantes como la manzanilla, la hierbabuena y el ajo, para permitirle al aparato digestivo descansar y regenerarse.

Recomendaciones Vitamínicas

Tabletas de carbón con pepsina: 4 al día con abundante
 líquido, kelp (alga marina)
Ajo: 4 cápsulas por día
Enzimas digestivas: 1 con cada comida
Magnesio
Potasio
Complejo B
Vitamina B_1
Vitamina C
Vitamina E

Hierbas Recomendadas

El cocimiento de ajo con canela puede ayudar en esta
situación; así como el té de manzanilla y el anís estrellado:
tomar de 4 a 5 tazas por día.
Acidófilos: tomar de 4 cápsulas por día.

DIVERTICULITIS

Los síntomas de esta enfermedad son fuertes dolores en
el abdomen, especialmente en el lado izquierdo, con
mucha acumulación de gases y dificultad en los movimientos peristálticos, constipación, diarrea o náuseas. Hay personas que padecen de todos estos síntomas a la vez.

La diverticulitis es consecuencia de malos hábitos alimenticios, del estrés, sensibilidad a ciertos alimentos,
especialmente a las harinas blancas, a los almidones que
forman mucha mucosidad en el intestino y por falta de

fibra en la alimentación. La obesidad también puede ocasionar la formación de divertículos, así como las enfermedades coronarias.

Recomendaciones Dietéticas

Es muy importante para la persona que sufre de este trastorno en su salud, consumir gran cantidad de fibra, como el germen de trigo (3 veces al día), papas, linaza, salvado, yogur, leche con acidófilos, requesón.

El paciente debe comer pequeñas cantidades cada dos horas, eliminando el azúcar, las harinas blancas, las bebidas carbonatadas, el café, el té, las carnes rojas y todo alimento envasado o procesado.

El lavado del colon es altamente beneficioso en estos casos.

Luego hay que tomar de 8 a 10 vasos de agua pura con sábila, clorofila y cápsulas de acidófilos.

En caso de fiebre o de dolores abdominales, es importante consultar con su médico.

Tomar suero de leche en polvo: 1 cucharada con cada comida.

Ver DIETA número 4 en página 160.

Recomendaciones Vitamínicas

Acido fólico
Aceite de oliva: 2 cucharadas al día
Vitaminas del complejo B
Enzimas digestivas múltiples
Vitamina A
Vitamina C
Vitamina E

Acidófilos: 2 cápsulas al irse a dormir
Ajo: 4 cápsulas al irse a dormir
Clorofila: 4 cápsulas al día
Linaza: 2 cucharadas en 1 vaso de agua, dejando remojo
   por 2 ó 3 horas; tomarla en ayunas (ver en página 160)

Hierbas Recomendadas

Durante el día se tomarán de 6 a 8 tazas de té de manzanilla, hierba buena, sábila y limón. Ingerir fibras integrales como el germen de trigo (3 cucharadas al día) mezclado con jugo de sábila.

EDEMA O RETENCIÓN DE LÍQUIDO

El líquido retenido se acumula en las piernas, tobillos, manos y ojos, cuando es consecuencia de trastornos en los riñones o por problemas cardíacos. El paciente debe hacerse un examen exhaustivo para detectar cuál es la causa de la retención de líquido.

Masajearse de los pies a la cabeza con un cepillo seco y luego frotarse fuertemente debajo de la ducha para activar la circulación. Consultar con un médico y, si no hay una afección al corazón, hacer ejercicios vigorosos, como trotar, caminar ligero, nadar, jugar tenis. Tomar baños de sauna para eliminar parte de los tóxicos retenidos.

Recomendaciones Dietéticas

Es importante alimentarse a base de verduras y frutas como la papaya, la piña, la sandía, manzanas, uvas, agua de coco, pepinos, cebolla, ajo, espárragos.

Mientras exista este problema no se debe ingerir proteínas, especialmente carnes rojas y huevos. Comer la proteína en forma de queso, requesón, yogur, queso agrio, poca leche y con acidófilos.

Eliminar totalmente la sal y las harinas blancas de la dieta.

Es importante mantener limpio el intestino, para lo cual se tomarán 3 cucharadas de psyllium mezcladas con jugo de manzana y durante el día tomar de 6 a 8 vasos de jugo de cerezas.

Recomendaciones Vitaminicas

Vitamina B_6: de 2 a 3 cápsulas al día de 50 mgs
Complejo B
Vitamina C
Potasio
Cilicio
Ajo: 3 cápsulas al irse a dormir

Hierbas Recomendadas

Uva ursi en cápsulas o té: cola de caballo, diente de león y hierba marina dorada (goldenseal). Té de perejil con miel y limón.

Eliminar totalmente la sal y las harinas blancas de la dieta.

Es importante mantener limpio el intestino, para lo cual se tomarán 3 cucharadas de psyllium mezcladas con jugo de manzana y durante el día tomar de 6 a 8 vasos de jugo de cerezas.

Linaza: 2 cucharadas en 1 vaso de agua, dejándola en remojo por 2 ó 3 horas; tomarla en ayunas (ver en página 160).

Seguir la DIETA DESINTOXICANTE DE 7 DÍAS en página 163.

EMBARAZO

Muchos pueden ser los problemas durante el embarazo: mareos, gases, espasmos en las articulaciones, dolores de cabeza, constipación, pérdida de sangre, dolores de cintura y espalda, hemorroides, insomnio, afección del nervio ciático, problemas de la piel. En general, los primeros tres o seis meses son los más molestos para la mujer embarazada ya que es durante ese tiempo que aparecen las molestias mencionadas para luego ir desapareciendo.

Una de las consecuencias mayores del embarazo son las estrías, que para evitarlas o ayudar a que no se pronuncien, es recomendable la aplicación en el abdomen de 1/2 taza de aceite de oliva, virgen, mezclado con 1/2 taza de áloe vera y 6 cápsulas de vitamina E de 800 U y 4 cápsulas de vitamina A de 25.000 U batido en la licuadora, embotellado, y aplicárselo 2 veces al día.

La crema de Elastina puede ayudar a prevenir las estrías del abdomen durante el embarazo.

Es importante que la embarazada se mantenga en un peso normal; es decir, no debe engordar más de lo necesario para no tener consecuencias posteriores que afecten su salud. Mantener bajo el colesterol haciendo una dieta rica en fibra.

Recomendaciones Dietéticas

Hacer pequeñas comidas varias veces al día, especialmente, cereales integrales como la avena, el mijo, el trigo, el arroz, con frutas y vegetales.

Recomendaciones Vitamínicas

Acido fólico
Hierro: 3 cucharadas de melaza al día
Complejo B
Levadura de cerveza: 3 cucharadas al día disueltas en
    leche descremada y 1 cucharada de miel y 1 de polen
Vitamina C
Acidófilos
Ajo: 3 cápsulas al irse a dormir
Calcio y magnesio: 1 cápsula al día
Kelp (alga marina)
Vitaminas y minerales múltiples
Vitamina A
Vitamina D
Vitamina E

Hierbas Recomendadas

Diente de león y cardo santo en forma de té: 3 veces al
    día
Regaliz y damiana: tomar 4 a 5 cápsulas al día con el té.
Seguir la GUÍA DE NUTRICIÓN de la página 177.

ENFISEMA

Esta anomalía se caracteriza por la corta respiración
debido a la escasa dilatación de los pulmones. El paciente
no puede inhalar ni exhalar con toda su capacidad pul-
monar, de manera que se van haciendo depósitos de bióxido de carbono, provocando tos acompañada de expecto-
ración.

El enfisema es frecuente en los fumadores; es la enfermedad del fumador, pudiendo llegar a ser fatal.

Hay personas que nunca han fumado pero padecen de enfisema por haber vivido en ambientes contaminados o debido a una mala nutrición.

Recomendaciones Dietéticas

Es aconsejable el ayuno depurador a base de jugos por unos 10 días. El paciente perderá un poco de peso, pero va a ayudarlo a recuperar su salud.

El ayuno se acompañará de algunos ejercicios, como caminatas al aire libre, comenzando con 1/2 hora al día hasta llegar a 2 horas diarias. Hacer ejercicios de respiración profunda que ayudarán también a inhalar más oxígeno.

Ver DIETA en páginas 163 y 176.

Recomendaciones Vitamínicas

Vitamina E
Vitamina C
Vitamina A
Complejo B
Niacinamida
Mantener una dieta a base de frutas y verduras

Hierbas Recomendadas

Equinácea: 6 cápsulas diarias
Própolis: 6 cápsulas diarias

Ajo: 6 cápsulas diarias
Limón: el jugo de 5 a 10 al día
Seguir la DIETA DE 7 DÍAS de la página 163.

EPILEPSIA

El origen de esta enfermedad es desconocido, pero lo
que sí se sabe es que hay un disturbio en las células
nerviosas de una sección del cerebro produciendo pérdida
del conocimiento y convulsiones más o menos severas. La
epilepsia puede darse en casos de infección, como menin-
gitis, tétano, hipoglicemia, fiebres, alergias e inclusive
mala nutrición.

Cuando se verifica lo que la provoca, es más fácil tratarla.

La persona epiléptica debe mantener una buena salud
en general; la mente activa, evitando las tensiones mentales severas, excitaciones, sentimientos de odio, ira,
temor o angustia. Descansar lo suficiente, durmiendo de 7
a 9 horas diarias. Respirar aire fresco y dormir con las ven-
tanas abiertas cuando el lugar y el clima lo permitan. Se
aconseja hacer alguna actividad física al aire libre, especialmente acompañada de ejercicios respiratorios para que
se oxigene bien el cerebro. Tomar baños de inmersión,
yacuzzi, o baños de mar donde se pueda nadar en aguas
no profundas y con alguna persona al lado.

Recomendaciones Dietéticas

La dieta es sumamente importante, eliminando toda
proteína animal, excepto la leche. Comer nueces, frijoles
de soja, vegetales cocidos y de hojas verdes, como por

ejemplo: espinaca, acelga, repollo, alfalfa, berro, etc. Si se cocinan las verduras, el agua debe ingerirse.

Tomar jugos de verduras crudas de hoja verde (apio, lechuga, berro, espinaca) y 2 ó 3 cucharadas de aceite de oliva. Tomar leche con acidófilos, requesón, yogur. Algunos facultativos han tratado la tiroides en el tratamiento de la epilepsia, ya que el nivel de tiroxina en los epilépticos tiende a ser bajo.

Recomendaciones Vitamínicas

Vitamina B_6
Vitamina E
Vitamina B_{15}
Complejo B de alta potencia
Niacinamida
Vitaminas A y D
Acido fólico
Vitamina C
Sílice
Calcio
Magnesio
Clorhidrato de betaína
Cloruro de magnesio o gluconato de magnesio

Hierbas Recomendadas

Muérdago endulzado con miel, hierbabuena, manzanilla, polen, valeriana, tilo y diente de león. Tomar de 3 a 4 tazas al día.

Mantener limpio el intestino de todo elemento tóxico.

Seguir la GUÍA DE NUTRICIÓN de la página 177.

ESQUIZOFRENIA

Se debe a un bajo suministro de oxígeno al cerebro. En estos pacientes se va a encontrar casi siempre un estado de hipoglicemia; por lo tanto es importante mantener el nivel de azúcar en la sangre bastante alto.

Recomendaciones Dietéticas

Las comidas deben hacerse cada dos o tres horas, lentamente y en un ambiente tranquilo.

Comer avena, arroz integral, mijo, cebada, etc., nueces, almendras y productos naturales.

Administrarle vitaminas de origen vegetal como el frijol de soja, maníes, ajonjolí, semilla de girasol. Es conveniente que el paciente mastique bien los alimentos, por lo menos treinta veces cada bocado.

Recomendaciones Vitamínicas

Levadura de cerveza
Vitamina E
Complejo B
Cinc
Niacinamida
Vitamina C
Vitamina B_1
Choline-Inositol: 1 cápsula antes de comer
Vitamina B_{15}: 1 cápsula antes de comer
Jugos naturales: 6 a 8 vasos al día mezclados con agua

Seguir DIETA PARA LA DEPRESIÓN y GUÍA DE NUTRICIÓN en páginas 168 y 177

ESTASIS LINFÁTICA

Esta condición de estasis linfática suele indicar que las glándulas están sobrecargadas de materiales tóxicos y que estos se extienden a los canales y tejidos musculares. Las molestias pueden ser muy variadas, como dolores musculares, de cabeza, mareos, cansancio, inflamación de las articulaciones, inflamación de las amígdalas, sinusitis, catarros, etc.

Recomendaciones Dietéticas

Se recomienda una dieta a base de jugos de frutas y verduras (papaya, manzana, limón, naranja, toronja, pepino, zanahoria, lechuga) hechos en el momento de tomarlos o en el mismo día.

Especialmente recomendamos las cerezas moradas.

Comer cereales integrales como la avena y el arroz, leche descremada con acidófilos, yogur, requesón, frutas crudas y alimentos naturales, sin procesar.

No consumir carnes rojas, grasas, chocolate, café, alcohol, cigarrillos, todas las especias (pimienta, etc.), vinagre, productos congelados, enlatados o refinados como el azúcar y las harinas blancas. Endulzar y condimentar con miel, limón, aceite de oliva o yogur.

Hacer ejercicios (caminatas, natación) masajes, duchas frías y calientes, descanso de 6 a 8 horas diarias y mantener el intestino al día.

Recomendaciones Vitamínicas

Vitamina E
Vitamina F
Vitaminas múltiples: 3 cápsulas al día

Complejo B
Vitamina B_1
Vitamina B_6
Vitamina B_3
Vitamina B_2
Choline-Inositol
Vitamina C
Lecitina
Acido pantoténico
Levadura de cerveza: 2 a 3 cucharadas diarias

Hierbas Recomendadas

Hierba marina dorada (goldenseal), zarzaparrilla y diente de león, que se pueden tomar en cápsulas o en té. Té de perejil, varias tazas al día.

Seguir la DIETA DESINTOXICANTE DE 7 DÍAS de la pagina 163 y dos días por semana la DIETA DE UVAS de la página 158.

NOTA:

El Gerovital de Ana Azlán no se vende en los Estados Unidos (entra de contrabando por las Bahamas y otras islas del Caribe y traído de Europa de contrabando por médicos, etc.).

La agencia federal que controla las drogas y medicinas No permite su venta a los EE.UU.

Ese producto es un fuerte vasodilatador y tiene propiedades rejuvenecedoras. Perón y Rubirosa lo tomaban y fueron tratados en la famosa clínica de la Dra. Ana Azlán en Rumania.

FIEBRE REUMÁTICA

Es una infección producida generalmente por el estreptococo y que se desarrolla preferentemente en los niños, creando serias alteraciones en su salud, tanto en el cerebro como en las articulaciones.

El primer síntoma es inflamación en las articulaciones de los pies, los brazos y las rodillas, acompañado también por una inflamación de la piel. Ante estos síntomas, ver al médico.

Los médicos usualmente prescriben antibióticos para prevenir un daño al corazón.

Evitar el estreñimiento consumiendo varias veces al día, leche con acidófilos.

Si la fiebre es muy alta, hacerle una enema de manzanilla. Si no baje la fiebre después de la enema, ver al médico.

Recomendaciones Dietéticas

Comer poco y comidas livianas, como caldo de verduras, verduras crudas y cocidas, frutas y cereales.

Eliminar las harinas blancas, el azúcar, las carnes rojas, todo producto procesado o enlatado y bebidas carbonatadas.

Recomendaciones Vitamínicas

Acidófilos
Ajo

Vitamina C
Calcio
Magnesio
Coenzima Q_{10}
Complejo B
Aceite de hígado de bacalao (cod liver oil)
Vitamina E

Hierbas Recomendadas

Diente de león: varias veces al día—Própolis: 2 cápsulas
al día
Hierba marina dorada (goldenseal): 4 a 6 tazas diarias

GARGANTA, DOLOR DE

La irritación de las membranas, generalmente es debida
a alguna bacteria, virus, o infección; en algunos casos es
una reacción alérgica, consecuencia del cigarrillo o del
alcohol o infecciones de distinta naturaleza.

Es frecuente que el dolor de garganta suceda ante un
ataque catarral.

Recomendaciones Dietéticas

Es conveniente alimentarse adecuadamente tomando
muchos jugos cítricos mezclados con jugo de zanahoria.

Hacer un jarabe con 8 cucharadas de miel y 3 limones
exprimidos y tomar 1 cucharadita cada 10 minutos.

Si hubiera fiebre es posible que sea necesario tomar
antibióticos, para lo cual tendrá que consultar con su
médico.

Recomendaciones Vitamínicas

Vitamina C
Acidófilos
Própolis
Ajo
Vitamina A

Seguir la GUÍA DE NUTRICIÓN de la página 177.

GASES

Pueden deberse a ciertos alimentos flatulentos, especialmente los azúcares, las harinas blancas, alimentos muy condimentados, frituras, y como producto del estreñimiento.

La principal causa, el estreñimiento, hay que corregirlo y luego los gases se tratarán de manera bastante sencilla, modificando la dieta.

Recomendaciones Dietéticas

En los casos severos, se recomienda la dieta desintoxicante en la cual se incluyen cereales y frutas.

Comer 4 cucharadas diarias de yogur, aceite de oliva con dos limones exprimidos y agua.

Al término de los 4 ó 5 días de hacer la dieta desintoxicante, agregar pequeñas cantidades de verduras cocidas condimentadas con limón y aceite de oliva; incorporar manzana, papaya, toronja, uva, pera y banana.

Recomendaciones Vitamínicas

Levadura de cerveza: 3 cucharadas al día
Linaza: 2 cucharadas en 1 vaso de agua (remojándola
toda la noche)
Acidófilos
Complejo B
Choline-Inositol
Vitamina A
Vitamina C
Carbón con betaína: 1 cápsula después de cada comida

Hierbas Recomendadas

Después de cada comida, tomar un té de manzanilla,
anís estrellado, diente de león, y cardo santo. Durante el
día tomar entre 6 y 8 vasos de sábila y por la noche tomar
2 cucharadas de psilio con jugo de ciruela.

Seguir la dieta en la GUIA DE NUTRICIÓN de la página
177 y DIETAS DESINTOXICANTES de las páginas 157–63.

GLAUCOMA

Enfermedad muy seria que puede llegar a producir
ceguera. Se considera que hay más de 6 millones de habi-
tantes que sufren de glaucoma sólo en los Estados Unidos.

Realmente esta enfermedad aparece después de los 40
años, siendo más frecuente en las mujeres que en los hombres. Se caracteriza por una presión de los líquidos en los
ojos. Los síntomas son bien particulares ya que da dolor
en los ojos, especialmente por la mañana; la visión bo-
rrosa, se ven palos alrededor de las luces e inaptabilidad
en los lugares oscuros.

Las causas pueden deberse a estrés o a problemas nutricionales; se cree que la carencia del complejo B puede agravar la enfermedad.

Hay tratamientos quirúrgicos que pueden ayudar a aliviar la enfermedad, pero siempre es importante consultar con un buen oftalmólogo.

No conviene mantener la vista fija mucho tiempo en un mismo lugar, ya sea leyendo o mirando televisión.

Hacer una vida saludable, descansando la vista lo más posible.

Recomendaciones Dietéticas

Hacer una dieta rica en carbohidratos; consumiendo frutas, vegetales, nueces, almendras, y alimentos ricos en Vitamina A.

Recomendaciones Vitamínicas

Vitamina A
Choline-Inositol: 1 cápsula con las comidas
Acido pantoténico o vitamina B_5
Complejo B
Vitamina C con bioflavonoides
Vitamina E

Hierbas Recomendadas

Eufrasia: 3 tazas al día
Hidrástide de Canadá: 3 tazas al día
Hojas de frambuesa: 3 tazas al día

Seguir la DIETA DESINTOXICANTE número 4 por 4 días durante los próximos meses y por 3 días la GUÍA DE NUTRICIÓN de la página 177.

GOTA

La gota se manifiesta con dolores muy intensos en las extremidades, sobre todo en los dedos gordos de los pies, producto de residuos tóxicos, ácido úrico y falta de circulación.

Recomendaciones Alimenticias

Los alimentos ricos en potasio, como la papaya, los plátanos, las verduras de hojas verdes, los frijoles y jugo de apio pueden ser de ayuda en casos de gota. Comer mucha yuca condimentada solamente con limón y aceite de oliva.

Evitar carnes rojas, huevos, leche entera, tomate y pescado.

Eliminar de la dieta la sal, condimentos, alcohol, tabaco, el azúcar y la harina blanca.

La DIETA DESINTOXICANTE número 1 o número 2 o número 3 o número 4 es de gran beneficio para las personas que padecen de gota, pues les ayudará a eliminar el ácido úrico.

Hay que tener en cuenta que en el proceso de eliminación del ácido úrico los dolores son bastante intensos; pero, ese es el resultado de la eliminación de tóxicos y luego vendrá el alivio.

Esta dieta debe llevarse a cabo durante 10 ó 15 días seguidos y luego ir agregándole cereales integrales, frutas y verduras crudas y cocidas.

Recomendaciones Vitamínicas

Complejo B
Potasio
Vitamina E
Niacinamida
Choline-Inositol: 1 cápsula antes de cada comida
Enzimas digestivas múltiples: 1 cápsula después
  de cada comida

Hierbas Recomendadas

Té de alfalfa: 6 a 8 tazas diarias
Yuca: 6 a 8 cápsulas diarias
Zarzaparrilla, jengibre y perejil

Seguir la DIETA DESINTOXICANTE número 4 y la DIETA
DE 7 DÍAS en páginas 160 y 163.

HEMORROIDES

Las hemorroides son producto del estreñimiento crónico. Para evitar este serio trastorno de salud se recomienda
ingerir alimentos ricos en fibra, especialmente, el germen
de trigo.

Las hemorroides pueden deberse también a trastornos
del hígado, al embarazo, a una dieta pobre en frutas y vegetales o a una vida muy sedentaria.

Si siente o nota pérdida de sangre, debe consultar con
su médico; pero es aconsejable hacerse baños de asiento
con agua de amamelis, ya que éstos son poderosamente
desinflamantes: se colocan a hervir hojas de amamelis en

una cacerola y cuando está tibia se coloca el agua en un recipiente para hacerse el baño de asiento.

Las personas con este padecimiento deben tomar en consideración el ejercicio, ya que éste va a facilitar una mejor función intestinal al fortalecerse los músculos abdominales. Sin embargo, son esenciales ciertos alimentos.

Recomendaciones Dietéticas

En ayunas, tomar linaza (ver en página 160).

Cada 2 horas tomar un vaso de sábila con papaya o jugo de ciruela fresco.

Comer ensalada de frutas en el desayuno y té de manzanilla; en el almuerzo, comer una ensalada de verduras frescas rociándola con germen de trigo y por la noche comer avena con cereales integrales, leche descremada con acidófilos con 2 cucharadas de levadura de cerveza y fruta.

Si el estreñimiento pasara de los 2 días, es importante hacer enemas de café suave por varios días hasta corregir el problema. Como suplemento se puede utilizar como supositorio un diente de ajo pelado o papa cruda.

El uso constante de la sábila es el mejor aliado. Tomar durante el día jugos de limón, naranja, papaya, piña y ciruela.

Como alternativa, recurrir a la DIETA DESINTOXICANTE o a la MONODIETA.

Recomendaciones Vitamínicas

Complejo B
Vitamina C
Polen de abeja

Choline-Inositol
Hidrocloruro de betaína (betaine hidrocloride)
Lecitina
Vitamina E
Vitamina A

Hierbas Recomendadas

Té de cáscara sagrada por la noche al irse a dormir
Psyllium: 1 cucharada con jugo de ciruela 3 veces al día

HERPE

Enfermedad transmitida sexualmente. Existe una gran variedad de ella, siendo las más comunes la gonorrea o la sífilis, aunque existen otras, como la candidiasis, la clamidia, el herpe genital y la tricomoniasis. Todas ellas son altamente contagiosas y tienen variedad de síntomas; pero, generalmente, se manifiesta con un prurito constante en el área genital, tanto en el hombre como en la mujer. Se manifiesta también con dolor al orinar, sensación de quemazón, flujo, vesículas llenas de líquido que son muy dolorosas, fiebre debajo del abdomen con dolor intenso.

El herpe se puede tratar con L-Lysine crema-LSo-1; pero ésto lo determinará su médico después de hacerle un examen.

Recomendaciones Vitamínicas

Acidófilos
Ajo

Cinc
Complejo B de alta potencia
Vitaminas múltiples
Vitamina C
Vitamina E
L-Lysine en cápsulas

Hierbas Recomendadas

Pau d' Arco
Própolis
Equinácea

HIPOGLICEMIA

La segregación excesiva de insulina da como resultado la hipoglicemia; lo cual es anormal, ya que baja el nivel de azúcar en la sangre. Existen muchas causas, siendo la más frecuente la hereditaria. El paciente de hipoglicemia tiene que considerar el hecho de que haya habido algún familiar que haya padecido esta enfermedad.

Los síntomas más comunes son: mareos, dolores de cabeza, irritabilidad, depresión, ansiedad, confusión, llorar con facilidad, calambres en las piernas, presión en el pecho, hambre constante, dolor en diferentes partes del cuerpo, especialmente en los ojos, insomnio y otros malestares.

Las personas con hipoglicemia pueden, a su vez, generar otras enfermedades, como alergia, asma, indigestión, obesidad, mala absorción de los alimentos, colitis, constipación, o poca memoria.

Recomendaciones Dietéticas

La dieta debe hacerse a base de cereales y baja en proteínas.

Comer cereales (avena, mijo, trigo moro) y arroz integral, semillas (nueces, almendras), requesón, yogur, kéfir, leche descremada, todo tipo de vegetales (berenjena, alcaucil, pepino, lechuga, berro, zanahoria, cebolla, apio, perejil, calabaza, papa, yuca).

Consumir frijoles y papa al horno una vez a la semana.

Evitar las harinas blancas (pan, fideos, galletas) arroz, batatas, maíz, azúcar y sal.

El hipoglicémico debe hacer varias comidas al día, de 4 a 6 pequeñas comidas; como, por ejemplo, bocaditos de nueces, semillas de calabaza, semillas de girasol, almendras, fruta (manzana, pera) y rositas de maíz.

Con cada comida tomar una cápsula de espirulina para inhibir y estabilizar el azúcar en la sangre.

Recomendaciones Vitamínicas

Cromo
Complejo B
Vitamina B_1
Niacín
Vitamina B_{12}
Ácido pantoténico o vitamina B_5
Calcio con magnesio
Complejo enzimático
Vitamina C
Vitamina E
Cinc

Hierbas Recomendadas

Áloe vera: 4 a 6 vasos al día
Diente de león: 3 cápsulas al día
Regaliz: 6 a 8 cápsulas al día o tazas de té

HIPOTIROIDISMO

El hipotiroidismo es la falta de hormona en la glándula tiroides, debido a una mala función de la misma. Es una enfermedad muy frecuente, sus síntomas son: cansancio, pérdida del apetito, dolores premenstruales, sobrepeso, dolores musculares, descoloración de la piel, especialmente en las palmas de las manos que se tornan de un color amarillo-naranja, los ojos saltones, pérdida del cabello, cejas y pestañas, infecciones recurrentes, constipación y depresión.

El hipertiroidismo produce demasiadas hormonas e intolerancia al calor y la persona se siente fatigada, cansada, irritada, con insomnio, manos temblorosas, ojos saltones y uñas débiles.

Recomendaciones Dietéticas

Comer pescado, pollo y pavo, leche entera, melaza, huevos, dátiles, ciruela; cereales integrales, avena, frutas y vegetales (brócoli, repollitos de Bruselas, repollo). Beber mucha agua con yodo natural de algas marinas.

Recomendaciones Vitamínicas

Complejo B
Vitamina B_2

Vitamina B$_{12}$
Levadura de cerveza: 2 cucharadas al día
Vitamina A
Vitamina C
Vitamina E
Cinc
Tiroxine
Yodo marino

Hierbas Recomendadas

Té de arrayán: 3 tazas al día
Cimifuga negra (black cohosh), consuelda (comfrey), diente de león, apio y berenjena

IMPOTENCIA

La impotencia puede deberse a problemas nutricionales o psíquicos. Muchas veces el temor al fracaso provoca impotencia; el estrés o la falta de una nutrición adecuada. El descanso normal con ejercicios y una dieta apropiada reparan en pocos días este problema. La impotencia se manifiesta tanto en hombres mayores como en jóvenes, pudiendo ser temporal o permanente.

La impotencia permanente puede ser el resultado de ciertas medicinas; como por ejemplo, aquéllas que se toman para controlar la presión arterial. El hombre hipertenso debe consultar con su médico antes de tomar cualquier medicina para la presión arterial y estar seguro de que no le va a traer la impotencia como efecto secundario.

Recomendaciones Dietéticas

Comer abundante cantidad de nueces, almendras, semillas de calabaza, girasol, ajonjolí, maníes, trigo moro, arroz integral, avena, leche entera, yogur, queso blanco, mantequilla, huevos crudos revueltos con un poco de leche y miel, pasados por agua (dos veces a la semana) o escalfados y revueltos luego con aceite de oliva, de soja o de girasol. Comer también frijoles de soja, semillas de alfalfa, aguacate, 4 a 6 cucharadas de levadura de cerveza, algas marinas, ajo, cebolla, calabaza, polen de abeja y jalea real.

Evitar el consumo de alcohol, tabaco y medicinas para la presión arterial. (**Nota:** Consulte a su médico antes de dejar de tomar medicina para la presión arterial. Hay algunas que no tienen efectos secundarios que puedan causar la impotencia.)

Recomendaciones Vitamínicas

Vitamina E
Cinc
Vitamina C
Gerovital
PABA o ácido paraminobenzoico
Ácido fólico
Levadura de cerveza: 3 cucharadas al día
Vitamin A
Complejo B
Lecitina

Hierbas Recomendadas

Ginsén: 3 veces al día
Gotu cola: 3 veces al día
Romero, azafrán, palo de barc, zarzaparrilla

INFECCIÓN

Cuando existe una infección en el organismo, el síntoma más frecuente es la alta temperatura. Hay que consultar inmediatamente al su médico para detectar en qué area se localiza ésta y qué tipo de virus la ocasiona; mientras tanto, mantenerse a dieta líquida de jugos frescos y naturales: toronja, mandarina y abundante té de manzanilla, diente de león y equinácea.

Recomendaciones Vitaminicas

Própolis
Vitamina C
Vitamina B
Vitaminas múltiples

INSOMNIO

Si no hay razón funcional causante del insomnio, como indigestión, asma, dolores articulares por artritis, estrés u otros problemas, hay que buscar las causas.

Una mala nutrición por falta de calcio y magnesio puede ser una de las causas del insomnio. El consumo excesivo de cafeína puede crear esta dificultad; hay que surprimir el consumo de café.

Recomendaciones Dietéticas

Consumir pavo, atún al horno, dátiles, higos, cereales enteros, mantequilla de maní, toronja, leche entera con acidófilos, queso blanco y pan integral; frutas, especialmente manzanas.

Recomendaciones Vitamínicas

Calcio
Magnesio
Complejo B
Ácido pantoténico
Vitamina B_6
Vitamina E
Vitamina C
Choline-Inositol

Hierbas Recomendadas

Tilo, valeriana, lúpulo, lady slipper, escularia, cataria, adormidera: tomar varios tés al día de estas hierbas mezcladas, pero especialmente antes de irse a dormir

LUPUS

Inflamación crónica que afecta a muchos órganos, bajando el sistema inmunológico; dándose con más frecuencia en las mujeres que en los hombres. El lupus se manifiesta conjuntamente con una artritis severa en las manos, los pies o las articulaciones; también puede afectar al cerebro, los riñones, el corazón y el sistema nervioso, produciendo amnesia, depresión e, inclusive, afecciones dermatológicas.

Los médicos recomiendan los corticoides como una solución efectiva; sin embargo, los corticoides tienen efectos secundarios que crean otros problemas, como el acné, vello en la cara, cataratas, diabetes u osteoporosis. Es conveniente que usted hable con su médico al respecto antes de iniciar cualquier tratamiento.

En los análisis pueden aparecer células anormales en la orina, artritis, sensibilidad al sol, inflamación en la boca o llagas, menor cantidad de células blancas, lo mismo que las plaquetas.

Recomendaciones Dietéticas

Ver DIETA DESINTOXICANTE número 4 en la página 160 y continuar con DIETA DE 7 DIAS en la página 163.
Entre las comidas, tomar un vaso de sábila con jugo de limón.

Recomendaciones Vitamínicas

Calcio
Magnesio
Complejo enzimático
Ajo: 6 cápsulas al día
Acidófilos
Alfalfa

Vitaminas y minerales múltiples: 1 cápsula al día
Vitamina A
Vitamina E
Vitamina C
Jalea real: 1 cucharadita al día
Polen de abeja: 3 cucharadas al día

Hierbas Recomendadas

Equinácea, hierba marina dorada (goldenseal), Pau d'Arco, yuca

MENOPAUSIA

La menopausia comienza con el cambio de vida en la mujer, cuando la ovulación disminuye y la mujer se vuelve infértil; ésto sucede alrededor de los 40 años. El nivel de estrógenos desciende y también la producción de otras hormonas, creando malestar general. Los síntomas más frecuentes son calores, mareos, dolores de cabeza, dificultad al respirar, palpitaciones, depresión, hipoglicemia y estrés.

Los médicos recomiendan la ingestión de estrógeno con progesterona, pero hay que discutir con él acerca de los efectos secundarios.

Recomendaciones Dietéticas

Consumir miel o melaza y vegetales frescos o hervidos, brócoli, calabaza, lechuga, tomate, pepino, cebolla, apio y perejil en grandes cantidades; papas, boniatos, batatas, maíz, linaza, arroz integral y avena.

Consumir mucha fruta fresca, piña, melón, uva, manzana, melocotón, ciruelas, naranjas, mandarinas, toronjas, peras, etc.

Limitar el consumo de los derivados de la leche, el azúcar, las harinas blancas, el arroz blanco y las carnes rojas.

Incorporar las proteínas a través del pescado o pavo preferentemente, sardinas y salmón. Comer yogur bajo en grasas.

Eliminar la cafeína y el alcohol.

Recomendaciones Vitamínicas

Complejo B
Vitamina E
Calcio
Magnesio
Potasio
Selenio
Vitamina B_6
Vitamina C

Hierbas Recomendadas

Don Quai: 3 cápsulas al día
Diente de león
Ginsén: 3 cápsulas al día
Damiana
Regaliz: 3 cápsulas al día

Se pueden tomar también en té, siendo las más importantes el Don Quai y el ginsén.

MENSTRUACIÓN

Generalmente, los dolores menstruales en algunas mujeres comienzan una semana o dos antes del ciclo menstrual. Incluye síntomas como dolores en el bajo vientre, depresión, retención de líquido, dolores de cabeza, cierto acné, insomnio, nerviosismo y cansancio.

Estos síntomas pueden deberse a distintas causas, una mala nutrición, candidiasis o mala absorción de ciertos alimentos que son importantes para un buen orden menstrual. También la retención de líquidos es un factor importante que afecta la oxigenación del útero, de los ovarios y del cerebro, siendo necesario durante esos días tener en cuenta ciertos alimentos que pueden favorecer la eliminación de líquido del cuerpo.

Recomendaciones Dietéticas

Comer alimentos de rápida absorción; como, por ejemplo, pescado al horno o pavo. Consumir frutas y vegetales crudos: zanahoria, lechuga, tomate, apio, pepino, berro, cebolla, etc. Y dentro de las frutas: uvas, papaya, banana, peras, manzana, melón (siempre alejadas de las comidas).

Tomar de 6 a 8 vasos diarios de agua de coco y sábila con jugo de limón.

Ingerir legumbres, como lentejas, garbanzos, arvejas; pan integral, arroz y cereales integrales, avena.

No consumir nada de sal, café, carnes rojas, productos lácteos, alimentos procesados, envasados o fritos.

Recomendaciones Vitamínicas

Calcio
Magnesio
Primrose oil
Vitamina B_6
Vitamina B_{12}
Vitamina E
Choline-Inositol: 1 cápsula con cada comida
Cromo
Kelp (alga marina)
Tiroxina
Lisina
Vitaminas múltiples o Gerovital
Vitamina C con bioflavonoides

Hierbas Recomendadas

Don Quai: 6 cápsulas al día empezando 1 semana antes del período; seguir con 3 cápsulas al día
Ginsén: 6 cápsulas al día 1 semana antes de la menstruación y seguir con 1 cápsula al día

MIGRAÑA

La migraña puede ser ocasionada por una mala alimentación. Conviene evitar las carnes rojas; los productos refinados, como azúcar, harinas blancas, sal; los alimentos acidificantes, como el pan blanco, los cereales procesados, etc.

Es conveniente que la persona coma poco y seguido, evitando la sobrealimantación.

El descanso de 6 a 8 horas durante la noche y una siesta por la tarde, le va a favorecer.

El ejercicio, como caminar, nadar o montar en bicicleta, acompañado de ejercicios de respiración profunda, le van a aliviar el malestar.

Ingerir mucha fibra comiendo vegetales y frutas y de 4 a 6 vasos de jugos frescos de estación mezclados con sábila.

Recomendaciones Vitamínicas

Niacinamida
Vitamina B_{15}
Vitamina E
Complejo vitamínico
Vitamina B_1
Vitamina C
Levadura de cerveza: 2 cucharadas al día
Choline-Inositol
Lecitina

Hierbas Recomendadas

Romero, hierba buena, diente de león, perejil: 3 a 4 tazas al día

MIOCARDIO, INFARTO DEL

Si las arterias coronarias se llegaran a estrechar o a endurecer, esto ocasionaría falta de oxígeno, provocando un fuerte dolor en el pecho, conocido comúnmente como angina de pecho. Cuando esto ocurre, el músculo cardíaco sufre lo que se llama infarto al miocardio, pudiendo producir un ataque al corazón.

La persona que sienta este malestar en su pecho y que, a su vez, se extienda hacia la parte izquierda de su brazo, debe consultar con su médico.

Recomendaciones Dietéticas

Hacer una dieta alta en fibra consumiendo arroz y avena integrales, almendras, avellanas, nueces.

Comer frutas y verduras, yogur, requesón, pescado al horno o pavo. Eliminar de la dieta las grasas, los alimentos fritos, el alcohol, los alimentos envasados, las leches enteras y los huevos. No fumar.

Tomar 4 o 5 cucharadas de aceite de oliva al día o de 4 a 6 cápsulas al día de aceite de hígado de bacalao.

Recomendaciones Vitamínicas

Vitamina E
Ajo: 4 a 6 cápsulas al día
Lecitina
Coenzima Q_{10}
Choline-Inositol
Vitaminas múltiples con complejo B
Enzimas digestivas múltiples
Vitamina A
Cinc
Vitamina C

Hierbas Recomendadas

Té de apio o extracto de apio, diente de león, linaza, sábila y lobelia varias veces al día

MONONUCLEOSIS

Es una infección viral que puede llegar a afectar el sistema respiratorio y el sistema linfático, manifestándose con síntomas semejantes al catarro común, con fiebre, dolor de garganta, cansancio y dolor de cabeza. La mononucleosis debe ser tratada con antibióticos; así que es importante consultar al médico cuando se presenten estos síntomas, para que él determine si es catarro o no. El paciente debe descansar manteniendo una alimentación equilibrada que ayude al organismo a resistir la infección.

Recomendaciones Alimenticias

Mientras el paciente esté con fiebre, mantener una dieta líquida a base de caldos de pollo o de verduras, frutas frescas o en compotas, manzanas al horno, yogur y abundante líquido.

Recomendaciones Vitamínicas

Complejo vitamínico
Calcio, magnesio y potasio
Ajo

Vitamina C
Vitamina A
Vitamina E
Acidófilos

Hierbas Recomendadas

Tomar diente de león, equinácea, hierba marina dorado (goldenseal), en té endulzado con miel y de 8 a 10 cápsulas al día de própolis.
Tomar entre 8 y 10 vasos de agua con áloe vera y limón.

MÚLTIPLESCLEROSIS

Es una enfermedad degenerativa del sistema nervioso central que varía de una persona a otra. Generalmente destruye la mielina que forma la cobertura de los nervios causando una gran inflamación.

Los síntomas son: visión nublada, mareos, dificultad respiratoria, temblores en el cuerpo, problemas intestinales, emocionales, impotencia, parálisis.

Todavía no hay cura para esta enfermedad tan terrible, pero se cree que el excesivo estrés y la mala nutrición son los desencadenantes, acompañados por otros desórdenes degenerativos; sobre todo cuando las defensas del organismo están muy bajas.

La enfermedad se da en personas que han tenido infecciones recurrentes.

Los ejercicios físicos, como nadar o caminar, son muy recomendables.

Recomendaciones Alimenticias

Llevar una dieta balanceada, ingiriendo alimentos naturales que no contengan productos químicos, incluyendo todo tipo de frutas, verduras y granos, huevos y pescados.

Consumir mucha fibra, comiendo arroz integral, avena, mijo, trigo moro.

Eliminar de la dieta los mariscos y las carnes rojas; azúcar, café, chocolate, sal, condimentos o alimentos congelados.

Recomendaciones Vitamínicas

Gerovital
Kelp (alga marina)
Acidófilos
Calcio
Magnesio
Choline-Inositol
Enzimas digestivas múltiples
Vitamina A
Vitamina C
Vitamina E
Alfalfa
Levadura de cerveza: 2 cucharadas al día
Ajo: 4 cápsulas al irse a dormir

Hierbas Recomendadas

Uva ursi para desintoxicar la sangre, zarzaparrilla, hidrástide del Canadá, combinación de red clover (trébol rojo): de 3 a 6 cápsulas diarias de cada una

MÚSCULOS, DOLORES MUSCULARES

Pueden producirse por falta de calcio, magnesio o vitamina E, debido a anemia, artritis o arteriosclerosis. Los dolores musculares también aparecen en personas que toman muchos diuréticos para contrarrestar la retención de líquidos debido a la presión arterial alta o a trastornos cardíacos.

Los dolores musculares pueden ser producto de mala circulación sanguínea. Si éste es su caso, consulte con su médico.

Recomendaciones Dietéticas

Hacer una dieta rica en fibra, consumiendo cereales integrales como el arroz y la avena.

Linaza: se dejan 2 cucharadas en un vaso de agua por la noche y se toma el agua junto con las semillitas por la mañana, en ayunas.

Comer muchas frutas frescas y vegetales.

Recomendaciones Vitamínicas

Calcio
Magnesio
Vitamina E
Potasio
Complejo B
Niacinamida
Vitamina C
Vitamina D
Lecitina
Cinc

Hierbas Recomendadas

Cola de caballo
Chaparral
Don Quai
Alfalfa
Pimentón de Cayena

NEUMONÍA

Es una inflamación de los pulmones causada por diferentes bacterias, virus u hongos. Cuando los pulmones se inflaman producen abundante mucosidad y pus, pudiendo ser contagioso.

Suele ocasionar intensos dolores de músculos, cansancio, fatiga, dolores en el pecho, dificultad en la respiración, dolores de garganta y fiebre altas; siendo la causa más frecuente el catarro mal curado o porque el paciente tiene muy bajas sus defensas.

Algunas de las causas que bajan las defensas en el organismo son: el consumo excesivo de alcohol, el tabaco, enfermedades renales, mala nutrición, permanecer largos períodos en ambientes contaminados o alergias.

Se aconseja humedecer el ambiente donde permanece el paciente, hirviendo aceite de eucalipto para que respire estas vaporizaciones.

Recomendaciones Dietéticas

Hacer una dieta lacto-vegetariana, eliminando las carnes rojas, alimentos fritos o enlatados. Ingerir alimentos ricos en fibra, como son las frutas y los cereales.

Recomendaciones Vitamínicas

Vitamina C
Vitamina A
Aceite de hígado de bacalao (cod liver oil)
Complejo B
Cinc
Coenzima Q_{10}

Hierbas Recomendadas

Té de equinácea con limón y miel: tomar varias veces al día
Própolis: de 8 a 10 cápsulas diarias
Equinácea: de 8 a 10 cápsulas diarias

NEURITIS

Puede ser consecuencia de productos tóxicos o nutricionales por falta de calcio o por deficiencia de vitaminas B_{12}, B_6, B_1 y B_2.

En primer lugar, hay que alimentarse adecuadamente a base de frutas y verduras crudas y cocidas, semillas, queso y yogur.

Tomar abundantes jugos naturales de piña, zanahoria, manzana . . .

Mantener el intestino limpio. Corregir el estreñimiento tomando linaza en ayunas (ver en página 160) y 3 cápsulas de ajo con 1 cucharada de aceite de oliva virgen prensado, agua y limón al irse a dormir.

Recomendaciones Vitamínicas

Complejo B
Levadura de cerveza: 3 cucharadas al día
Vitaminas B_1, B_2, B_6, B_{12} y acido pantoténico: 1 cápsula
   de cada una 2 veces al día o en un complejo vita-
   mínico de alta potencia
Sílice
Choline-Inositol
Vitamina C

Hierbas Recomendadas

Tilo, valeriana y lúpulo
Tomar varias tazas de té al dia

OBESIDAD O SOBREPESO

La sobrealimentación es la causa principal de la obesidad. El obeso no tiene control sobre su apetito, comiendo
excesivamente debido a problemas emocionales; por lo
que hay que tratar primeramente el problema emocional.
Otras causas son el estrés, la inseguridad y la ansiedad.
Muy pocas veces es producto de un desorden metabóli-
co o mal funcionamiento de las tiroides.
El 20 por ciento de la población en los Estados Unidos es
obesa, trayendo como consecuencia serios problemas de
salud, como: presión arterial alta, complicaciones en los
riñones, problemas cardíacos, diabetes, trastornos en el
embarazo, desórdenes psicológicos y circulatorios, así como
mal funcionamiento del hígado. Teniendo en cuenta estas
consideraciones, tenemos que controlar lo que ingerimos.

No se ha encontrado nunca un obeso con problemas metabólicos en un campo de concentración; lo que nos demuestra que la obesidad es producto de una sobre-alimentación. Se considera que la dieta debe ser baja en calorías y rica en alimentos nutritivos; no se debe comer abundantemente, pero sí hacer tres comidas al día.

Acompañar la dieta con ejercicios ayudará enormemente a conseguir el propósito de bajar de peso. Caminar a paso lento, comenzando con 1/2 hora al día e ir aumentando paulatinamente el paso y el tiempo hasta llegar a 1 1/2 hora diariamente.

Los ayunos son beneficioses, así como las monodietas; como por ejemplo, desayunar con manzana, almorzar con manzana y cenar con manzana. Al día siguiente, desayunar con pera, almorzar con pera y cenar con pera. Puede continuar así con la fruta que más le apetezca, incluyendo algún cereal, como la avena una o dos veces al día. Este tipo de dieta no sólo mejorará su estado de salud sino que perderá peso de una manera sensata.

Los masajes son vitales para las personas obesas, ya que generalmente padecen de problemas circulatorios. Los baños alternos de agua caliente y fría, los masajes y el cepillado vigoroso son muy aconsejables.

Recomendaciones Dietéticas

Comer frutas frescas, verduras, jugos naturales de frutas y cereales.

Lechuga, pepino, zanahoria, rabanitos y remolachas, son verduras que se pueden comer sin medida, ya que son bajos en calorías, siempre y cuando se aderecen con aceite de oliva, limón y una pizquita de sal.

Eliminar el azúcar, los alimentos procesados o refinados, harinas blancas, café, té y alcohol.

Seguir la DIETA DESINTOXICANTE número 2, 3, ó 4 de 3 días por semana hasta lograr su peso y la GUIA DE NUTRICION por 4 días en páginas 159-61 y 177.

Recomendaciones Vitamínicas

Kelp (alga marina)
Tiroxina
Complejo B
Choline-Inositol
Vitamina C
Vitamina E
Lecitina

Hierbas Recomendadas

Para combatir la ansiedad se sugiere tomar varias veces al día té de tilo, valeriana, y musgo irlandés.

OSTEOPOROSIS

La falta de calcio es la causa de la osteoporosis. La pérdida progresiva de calcio pude provocar fractura en los huesos de la cadera, brazos, piernas o espina dorsal.

Afecta en un 30 por ciento más a las mujeres que a los hombres, aumentando su frecuencia a medida que aumenta la edad, ya que el organismo no tiene la misma capacidad de absorción de los nutrientes en las personas jóvenes que en las mayores. Es más común después de la menopausia y como consecuencia de la disminución en la actividad física de la persona.

Hay algunas medicinas, como la cortisona, que pueden provocar la osteoporosis.

Una deficiente alimentación puede ser causante de la enfermedad.

Recomendaciones Dietéticas

Comer alimentos ricos en granos enteros, como cereales integrales (avena, arroz, trigo moro, linaza), vegetales verdes de todo tipo (brócoli, lechuga, pepino, zanahoria, tomate, cebolla, ajo, etc.).

Comer quesos bajos en grasas como el requesón, mantequilla, un huevo a la semana, leche descremada con acidófilos.

Evitar la sobrealimentación, pero hacer una dieta completa con abundancia de ácido láctico (col agria, verduras, cereales integrales, pan fermentado y derivados de leche fermentada; trigo entero o integral, avena, mijo, arroz integral, nueces, avellanas y almendras).

Consumir mucha fruta y verduras frescas durante el día.

Hacer ejercicios físicos: caminar, nadar, montar en bicicleta.

Recomendaciones Vitamínicas

Calcio
Magnesio
Silicio
Boro
Enzimas digestivas

Complejo B
Vitaminas A y D
Vitamina E
Aceite de hígado de bacalao (cod liver oil)
Kelp (alga marina)
Vitamina C

Hierbas Recomendadas

Cola de caballo, ortiga, alfalfa y apio son recomendadas para mantener el calcio en los huesos.

PANCREATITIS

Esta enfermedad puede ser causada por una inflamación de este órgano debido a piedras, cáncer, alcoholismo, infección viral, obesidad, mala nutrición o drogas.

Se manifiesta con náuseas, vómitos, dolor alrededor del ombligo que repercute en la espalda. Ante cualquiera de estos síntomas, consulte con su médico quien le indicará el tratamiento a seguir.

El páncreas es el órgano que controla el funcionamiento de las hormonas; la insulina es la hormona que regula el azúcar en la sangre y los procesos digestivos. Por esta razón, el mal funcionamiento de este órgano puede derivar en diabetes.

Recomendaciones Dietéticas

Estando seguro de que usted puede consumir productos lácteos; el kéfir, yogur, leche con acidófilos y baja en grasa puede ayudar a mejorar el funcionamiento del páncreas.

Consumir mucho grano entero, como avena, trigo integral, mijo, vegetales crudos, frutas (toronjas y plátanos, papaya, manzana).

Las frutas, a diferencia de lo que se creía hasta ahora, son valiosos aliados para las personas que sufren de pancreatitis, ya que éstas contienen fructuosa y no necesitan de insulina para su metabolismo.

El 80 por ciento de la dieta debe consistir de alimentos crudos.

Evitar la sobrealimentación.

Recomendaciones Vitamínicas

Calcium chelate
Magnesio
Pancreatina
Enzimas digestivas múltiples: 1 con cada comida
Complejo B
Cinc
Lecitina
Vitamina C
Coenzima Q_{10}
Vitamina E
Seguir la GUIA DE NUTRICION en la pagina 177.

PARKINSON, MAL DE

Esta enfermedad afecta al sistema nervioso, desconociéndose las causas que alteran la química del cerebro. La ciencia dice que es una deficiencia de dopamina que forma parte de las células del cerebro donde éstas llevan los mensajes al sistema nervioso. Cuando el cerebro no produce dopamina, aparece la enfermedad. Se cree que sea resultado de una mala nutrición.

Los síntomas se manifiestan en forma de rigidez o agitación de los miembros, pérdida del apetito, confusión, temblores, movimientos involuntarios y una expresión facial estática.

Recomendaciones Dietéticas

La alimentación debe ser, en un 80 por ciento, a base de granos integrales; como, por ejemplo, arroz, cereales, nueces, almendras, avellanas, maníes, mijo, trigo moro, así como leche descremada, queso, yogur, además de frutas y vegetales.

Recomendaciones Vitamínicas

Calcio
Magnesio
Lecitina
Choline-Inositol
Complejo B de elevada potencia
Vitamina B_6
Vitamina C
Vitamina E
Levadura de cerveza: 3 cucharadas al día
Gerovital
Enzimas múltiples
Niacín

Hierbas Recomendadas

Hierba marina dorada (goldenseal): 3 tazas de té o 6 cápsulas al día
Diente de león: 3 cápsulas al día

PIEL, MANCHAS

Las manchas son el producto de residuos tóxicos acumulados y que van destruyendo lentamente las células del cuerpo, incluyendo las del hígado y las del cerebro. Las manchas no son solamente signo de intoxicación de los radicales libres que el organismo está tratando de eliminar, sino debido a una dita pobre, falta de ejercicio, exposición al sol, pobre función del hígado, pobres digestiones, alimentos altamente tóxicos, y una disfunción intestinal. Hay que corregir estas cosas negativas para la salud fortaleciendo el organismo con productos naturales.

Recomendaciones Dietéticas

Ver DIETA número 2 y la DIETA PARA 7 DÍAS en las páginas 159 y 163.

Recomendaciones Vitamínicas

Complejo B
Ácido pantoténico o vitamina B_5
Vitamina C
Acidófilos
Calcio

Lecitina
Vitamina E
Vitamina A

Hierbas Recomendadas

Hierba marina dorada (goldenseal) y diente de león
Sábila que se debe tomar de 4 a 5 veces al día
Ginsén
Gotu cola
Regaliz
Zarzaparrilla

Antes de irse a dormir por la noche, aplicar sobre las manchas una preparación de partes iguales de limón, agua oxigenada y aceite de bebé. No exponerse al sol.

PÓLIPOS

Si bien es una enfermedad benigna, se le considera hereditaria y, si no se trata debidamente, puede desarrollar un cáncer, especialmente en el área del colon. Los pólipos se extirpan removiendo parte del colon. Para evitar esta enfermedad hay que hacer una dieta correcta consumiendo fibras en grandes cantidades, ya que una errónea alimentación es la causante de la formación de pólipos intestinales.

Evitar todo tipo de carne, grasas, alimentos fritos, chocolate, café, té, alcohol, tabaco y todo irritante.

Recomendaciones Dietéticas

Hacer una dieta lacto-vegetariana donde prevalezcan los granos, los cereales integrales (cebada, avena, trigo moro), arroz, frutas y vegetales. El 80 por ciento de los vegetales debe consumirse cocido y el 20 por ciento crudo.

Recomendaciones Vitamínicas

Beta caroteno o provitamina A
Vitaminas y minerales múltiples
Vitamina C
Vitamina E
Psyllium: 3 cucharadas al día con jugo de manzana
Aceite de oliva virgen prensado: 3 cucharadas al día
Ajo: 4 a 6 cápsulas al día
Própolis: 4 a 6 cápsulas al día
Clorofila: 3 cápsulas al día

PRESIÓN ARTERIAL ALTA

La presión arterial alta es una de las tantas formas en que el organismo nos avisa que existe algún estado patológico funcional, tal como una intoxicación, función irregular del riñón, perturbación glandular, metabolismo deficiente del calcio, cambio degenerativo en las arterias (arteriosclerosis, sobrepeso), mal funcionamiento del mecanismo vasomotor ocasionado por emociones, etc. Es importante que el médico busque las causas que generan la presión alta; es decir, que si bajamos la presión sin atacar el origen de ésta, no estaremos sanando la enfermedad que la origina. Se podría hacer una comparación con la fiebre, ésta aparece cuando se está combatiendo a algún virus.

Mientras continúe la presión alta, es conveniente evitar los problemas emocionales, como la tensión; rodéese de personas positivas, distráigase sanamente, haga ejercicios nadando o montando en bicicleta, o caminando. Lea libros que le traigan paz y escuche música que le transmita tranquilidad.

Recomendaciones Dietéticas

Hacer pocas comidas y mantenerse en su peso ideal.

Eliminar la sal de la dieta e incoporar potasio, para lo cual se consumirá frutas, verduras, semillas, cereales integrales (avena, trigo moro, etc.), arroz, yogur y requesón.

La alimentación debe ser rica en vegetales crudos, ensaladas y frutas.

Recientes investigaciones han demonstrado que el trigo moro y el ajo son muy buenos para reducir la presión arterial alta.

Evitar las carnes rojas, el azúcar blanca, las harinas blancas, las especias, la mostaza, la pimienta, los condimentos en general, el alcohol, el tabaco y el café.

Una dieta desintoxincante a base de fibra y de frutas regularizarían notablemente la presión; especialmente si se consumen frutas tales como la sandía. Trate de hacer, durante una semana, una dieta a base de jugos de frutas y ensaladas de frutas.

Recomendaciones Vitamínicas

Rutina o bioflavonoides
Vitamina C
Lecitina

Choline-Inositol
Potasio
Magnesio
Complejo B de alta potencia
Vitamina E
Enzimas digestivas

Hierbas Recomendadas

Raíz de valeriana
Pimentón de Cayena
Diente de león
Hierba marina dorada (goldenseal)
Hidrástide de Canadá
Ajo: 6 a 8 cápsulas al irse a dormir
Perejil

RESFRÍOS

Los resfríos atacan a la garganta, a la nariz y a los bronquios, siendo producto de infecciones virales. Se presentan, generalmente, con fiebre.

Es aconsejable descansar en lugares apropiadamente ventilados, tomar baños calientes masajeándose con un cepillo.

Hacer ejercicios ligeros, como caminatas al aire libre.

Una vez por semana, darse un baño de sauna para eliminar los tóxicos que pudieran existir en el cuerpo.

Cuando hay infección en la garganta, mantener en la boca tabletas de vitamina C y tomar cada 10 o 15 minutos el jarabe resultante del exprimir 6 limones con 6 cucharadas de miel.

Recomendaciones Dietéticas

Se aconseja abstenerse de alimentos sólidos y tomar muchos jugos de frutas y agua. Una vez desaparecida la fiebre, comer alimentos sólidos, tales como caldos de verduras con avena o arroz integral, algunas frutas y té endulzado con miel.

Eliminar las harinas blancas, el azúcar y los refrescos. En el período de crisis del resfrío, mantenerse a jugos de frutas y tés de hierbas. Luego, consumir productos que contengan fibra, tales como la avena, las semillas de sésamo, el arroz integral; puré de manzana, puré de papa, o sopas a las que se les agregará fibra. Evitar las carnes rojas, el café y el alcohol.

Para mantener el intestino limpio, tomar leche con acidófilos, y, por la mañana, tomar linaza en ayunas (ver en página 160).

Recomendaciones Vitamínicas

Vitamina C
Vitamina A
Ajo: crudo
Complejo B
Levadura de cerveza: 2 cucharadas al día u 8 cápsulas
Vitamina E
Cinc
Própolis

Hierbas Recomendadas

Manzanilla, hierbabuena, jengibre, salvia
Própolis y equinácea: tomar entre 4 a 6 cápsulas diarias

RIÑÓN, ENFERMEDADES DEL

La más común de las enfermedades del riñón, producto de una infección, es la pielonefritis. Si detecta sangre en la orina o tiene dificultad al orinar, inflamación en los ojos y en las piernas, retención de líquido, orina con demasiada frecuencia o siente dolores al hacerlo, acompañado de fiebre, náuseas, vómitos o pérdida del apetito, debe consultar inmediatamente con su médico para detener la infección.

Recomendaciones Dietéticas

Comer proteínas vegetales que se encuentran en las legumbres, tales como las lentejas, la soja, los garbanzos, etc. Consumir papas, apio, pepinos, papaya, bananas, calabazas y cebollas.

Beber de 3 a 6 vasos diarios de jugo de cerezas y jugo de perejil.

Consumir los alimentos sin sal y no usar ningún sustituto de ésta.

Evitar las proteínas animales, especialmente las carnes, huevos, y leche entera.

Evitar las espinacas, el queso, el chocolate, el café, el alcohol, y el tabaco.

Recomendaciones Vitamínicas

Beta caroteno
Lecitina
Vitamina B_6
Complejo B
Própolis

Hierbas Recomendadas

Uva ursi, cola de caballo, malva y perejil:*
tomar varias tazas de té al día

SEBORREA

Se produce cuando hay una hiperactividad de las glándulas sebáceas, segregando más grasa de lo normal, ya sea en el cuero cabelludo o en la piel, produciendo el acné.

Cuando se manifiesta en el cuero cabelludo, se produce la caída del cabello o alopecía. Se considera que la seborrea se debe a deficiencia de vitamina A.

Recomendaciones Dietéticas

Es importante mantener una dieta saludable.

Consumir semillas germinadas, tales como alfalfa, frijol de soja, nueces, almendras y arroz integral.

Evitar las carnes rojas, las grasas, helados, leche, bebidas gaseosas, alcohol y café. Eliminar de la dieta el azúcar y la harina blanca, reemplazándolos por miel y harina integral.

El intestino deberá evacuarse diariamente, para lo cual se tomará linaza en ayunas (ver en página 160).

Tomar de 6 a 8 vasos de sábila mezclada con jugo de manzana o papaya.

Exponerse al sol y tomar baños de mar. Lavarse la cabeza una vez al día y la cara dos veces al día, para evitar la reproducción de bacterias. Enjuagarse la cabeza con jugo de limón diluido con agua.

---

*El perejil es abortivo; si está embarazada, no tomarlo.

Recomendaciones Vitamínicas

Primrose oil (aceite de prímula)
Vitamina A
Complejo B
Vitamina B_6
Vitamina E
Acidófilos
Coenzima Q_{10}
Kelp (alga marina)
Lecitina
Vitaminas y minerales múltiples
Própolis
Ajo

Hierbas Recomendadas

Diente de león, hierba marina dorada, (goldenseal), zarzaparrilla: tomarlas en té entre 5 y 6 tazas diarias

SENILIDAD, DEMENCIA DE LA EDAD AVANZADA

Esto ocurre muchas veces como consecuencia de problemas de salud debido a tumores en el cerebro, mal funcionamiento de la tiroides o de los riñones, degenerándose en disturbios nerviosos o deficiencias nutricionales.

Es aconsejable hacer una dieta balanceada a base de pescado, pollo y pavo, cereales integrales, frutas y vegetales.

Evitar el café, el azúcar refinado, la harina blanca y el alcohol.

Hacer un poco de ejercicio; como por ejemplo, caminatas, ejercicios respiratorios y baños de mar acompañados de un poco de natación, dependiendo del estado del paciente.

Recomendaciones Vitamínicas

Complejo B
Vitamina B_{12}
Choline-Inositol
Niacinamida
Vitamina C
Vitamina E
Gerovital
Coenzima Q_{10}
Lecitina
Cinc

Hierbas Recomendadas

Ginkgo biloba
Ginsén

SINUSITIS

Inflamación acompañada de infección del sistema respiratorio acompañado, muchas veces, por bacterias. La sinusitis se manifiesta en los ojos, oídos y garganta. Cuando ésta es crónica, puede deberse a la destrucción de la estructura ósea de la nariz o de los cartílagos, o de otros desórdenes que requieran cirugía para ser corregidos, siendo ésta la única solución.

La persona que padezca de sinusitis debe evitar el fumar.

Algunas personas son alérgicas a ciertos productos lácteos.

La características más frecuentes de la sinusitis son dolor de cabeza, dolor alrededor de los ojos, falta de olfato y fiebre; dificultades respiratorias debido a la nariz tapada y una descarga mucosa constante con irritación de los ojos. Puede estar acompañada de asma, bronquitis u otros trastornos respiratorios.

Recomendaciones Dietéticas

Evitar los productos lácteos, las carnes rojas, las harinas blancas, el chocolate, el café, el tabaco y el alcohol.

Tomar de 6 a 8 limones diarios, diluidos en agua, agregándoles miel, y de 4 a 6 vasos de sábila al día.

Hacer un preparado de 1 limón exprimido, colarlo, agregarle 2 dientes de ajo machacados; dejarlo macerar todo por 24 horas y aplicárselo en forma de gotas 2 veces al día en cada fosa nasal.

Recomendaciones Vitamínicas

Polen de abeja
Complejo B
Vitamina B_6
Vitamina C
Ajo
Cinc

Hierbas Recomendadas

Própolis: 4 a 8 cápsulas al día
Equinácea
Fenogreco (alholva)
Hierba marina dorada (goldenseal)
Lobelia
Zarzaparrilla

SORIASIS

Su origen es desconocido. Es un crecimiento exagerado de las células de la piel que crece en forma de capas y aparece en forma de parches en distintas partes del cuerpo, como en las piernas, los brazos, la espalda, el pecho, las orejas, el cuero cabelludo; en las uñas hasta que se caen. Generalmente es hereditaria, pero no infecciosa, aunque sí muy molesta y da muy mal aspecto. Se incrementa en situaciones de estrés o bajo presión nerviosa o enfermedades virales.

Hasta el presente no se ha encontrado cura para la soriasis, pero ayuda bastante exponerse al sol y darse baños de mar aplicándose sábila en crema.

Recomendaciones Dietéticas

Omitir totalmente las grasas, especialmente las carnes rojas, tales como la de puerco, la carne de res, leche entera, mantequilla o huevos; ningún producto procesado o refinado como el azúcar o la harina blanca.

No se recomienda los cítricos (naranja, toronja, tomate, limón, mandarinas, etc.).

Consumir manzana, papaya, uvas y tamarindo.
Conviene hacer una dieta depuradora a base de jugos de uva y uvas por una semana, repitiéndolo semanalmente por tres días.

Recomendaciones Vitamínicas

Vitamina A
Vitamina E
Complejo B
Kelp (alga marina)
Cinc
Lecitina
Complejo vitamínico

Hierbas Recomendadas

Diente de león, hierba marina dorada (goldenseal), zarzaparrilla, equinácea, própolis y ajo: tomar entre 4 y 8 cápsulas diarias de cada una
Sábila con jugo de limón: 2 ó 3 veces al día

TABAQUISMO

Está demostrado que muchas de las personas que contraen esa terrible enfermedad que es el cáncer, se lo deben al consumo de tabaco. El consumo de tabaco crea una degeneración en las células de los pulmones, bronquios, garganta, colon, senos, etc., acompañada de complicaciones cardíacas, enfisema, y trastornos respiratorios.

El 17 por ciento de las personas que mueren en los Estados Unidos es debido a cáncer del pulmón, por haber fumado a temprana edad o por haber estado en contacto con el humo del cigarrillo. La Asociación del Pulmón reporta cada año que 360.000 americanos contraen esta enfermedad, siendo una de las mayores causas de muerte que afectan a esta sociedad, comparado con el alcoholismo, el consumo de drogas, el suicidio y los accidentes.

Si usted actualmente está fumando, considere seriamente esta alarmante noticia, sobre todo para las mujeres embarazadas. Se sabe que el tabaco ocasiona serios trastornos al bebé en formación, especialmente al nivel de las vías respiratorias.

La mujer es mucho más propensa a contraer cáncer de los pulmones, de la cerviz y del útero, así como a quedar estéril como consecuencia del consumo de tabaco. El cigarrillo puede producir abortos espontáneos y nacimientos prematuros.

Existen tratamientos químicos que ayudan al fumador que no tiene suficiente fuerza de voluntad para abandonar el vicio.

Recomendaciones Dietéticas

Consumir vegetales y frutas verdes, amarillos, rojos o naranja (espárragos, brócoli, coliflor, espinaca, papas, batatas, calabaza, maíz, lechuga, tomate, pepino, manzana, melón, banana, uvas, etc.) que ayudarán a prevenir el cáncer, pues suministrarán a su dieta suficiente Vitamina A. Incorporar a la dieta nueces, leche descremada con acidófilos, requesón, y yogur.

Recomendaciones Vitamínicas

Beta caroteno
Complejo B
Vitamina B_{12}
Vitamina C
Vitamina A
Cinc
Coenzima Q_{10}
Enzimas múltiples
Vitamina E

Hierbas Recomendadas

Raíz de consuelda, pamplina, malvavisco, olmo americano, lobelia, própolis, y hierba marina dorada (goldenseal): tomar de 3 a 4 tazas al día o de 6 a 8 cápsulas diarias

TROMBOFLEBITIS

La tromboflebitis puede ser producto de coágulos sanguíneos en las venas que al desprenderse pueden alcanzar
al corazón, al pulmón o al cerebro, produciendo una
embolia.

Es importante que sea supervisado por un médico
quien le suministrará el tratamiento adecuado; sin embargo, hay ciertas pautas alimenticias que podemos seguir.

Se aconsejan las caminatas al aire libre, las duchas alter-
adas de agua fría y caliente, masajeando todo el cuerpo.
(**Nota:** Masajear suavemente.)

Recomendaciones Dietéticas

Hacer una dieta saludable y natural, rica en semillas y granos, frutas y verduras.

Comer fruta bomba (papaya), limón o piña, ya que se ha demostrado que estas frutas pueden desintegrar los coágulos tomándolas a diario en forma regular.

Evitar las grasas, los alimentos fritos o enlatados, las carnes rojas, café, chocolate, alcohol y tabaco.

Recomendaciones Vitamínicas

Vitamina E
Complejo B
Choline-Inositol
Lecitina
Ácido pantoténico
Vitamina C

Hierbas Recomendadas

Manzanilla, zarzaparrilla, corteza de roble blanco y lobelia: tomarlas en forma de té varias veces al día

TUBERCULOSIS

Enfermedad altamente contagiosa producida por una bacteria que afecta a los pulmones, los huesos y los riñones, los intestinos y el hígado. Puede confundirse con una fuerte gripe, ya que comienza siempre con una tos recurrente acompañada de expectoraciones con sangre, fiebre por las noches, cansancio crónico, pérdida de peso, dolor en el pecho, falta de aire al respirar. Consultar con su médico ante los primeros síntomas.

Recomendaciones Dietéticas

Consumir cereales y granos integrales, huevos, yogur, leche entera, pescados, verduras de todo tipo, frutas naturales.

Beber mucho jugo de papaya, piña y zanahoria.

Evitar las carnes rojas, las harinas blancas, el azúcar, los alimentos procesados, el café, el chocolate, el tabaco y el alcohol.

Recomendaciones Vitamínicas

Ajo
Coenzima Q_{10}
Vitamina A
Complejo B
Vitaminas múltiples
Ácido pantoténico
Vitamina C con bioflavonoides
Vitamina D
Vitamina E
Complejo enzimático
Magnesio
Kelp (alga marina)
Cinc
Própolis
Equinácea

TUMORES

Crecimiento anormal de ciertas células que se forman en distintas partes del cuerpo. Puede ser benigno o no. Ante la presencia de algún crecimiento tumoral es aconsejable visitar a su médico, ya que la mejor solución, generalmente, es la cirugía para removerlo. Si es fibroso casi siempre es benigno y no volverá a aparecer una vez extirpado.

Millones de mujeres sufren operaciones al útero debido a tumores, muchas veces benignos, pero que con el tiempo podrían llegar a convertirse en malignos.

La dieta cumple una función importante en el desarrollo de tumores. Algunos pueden desaparecer y otros afectar al paciente.

Recomendaciones Dietéticas

Hacer una dieta rica en fibra, consumiendo abundantes frutas, vegetales, cereales y granos, incluyendo el yogur.

Eliminar las proteínas animales, los productos lácteos, la sal, el azúcar, la harina blanca, los productos procesados y entalados.

Recomendaciones Vitamínicas

Coenzima Q_{10}
Ajo
Complejo enzimático digestivo
Vitamina C
Kelp (alga marina)
Lecitina

Complejo vitamínico
Vitamina A
Vitamina E
Complejo B
Levadura de cerveza

Hierbas Recomendadas

Diente de león
Pau d'Arco
Redclover (trébol rojo)
Comfrey (raíz de consuelda)

ULCERAS DEL ESTÓMAGO O DUODENALES

Las úlceras, no sólo pueden ser ocasionadas por una errónea alimentación, sino también por problemas metabólicos comunes, tensiones nerviosas, presiones mentales severas, o pueden ser producto de muy bajas defensas en el organismo y éste no segrega las suficientes enzimas o mucus para proteger las paredes del estómago o del duodeno. El uso exagerado de aspirinas o de vitamina C puede ser causa de úlceras. Para evitar el peligro de contraer úlceras es conveniente tomar las vitaminas y las medicinas con los alimentos. No tomar café.

El cigarrillo es también causante de úlceras, así como el nerviosismo, la irritabilidad y el insomnio. Se aconseja a los pacientes de úlceras descansar suficientemente y evitar las preocupaciones.

Es importante hacerse ver por el médico y controlarse las úlceras, para determinar hasta qué punto puede ser la úlcera seria.

Seguir con el tratamiento hasta lograr una completa mejoría.

Recomendaciones Dietéticas

Comer cada dos horas pequeñas porciones de alimentos, masticando cada bocado varias veces. Cuanto mayor sea la masticación, mejor será la digestión. Evitar productos irritantes.

Comer arroz integral y mijo cocido con leche—de cabra, si fuera posible—varias veces al día. Incluir en la dieta yogur, kéfir, requesón, levadura de cerveza mezclada con leche.

Incorporar a la dieta papa, calabaza, aguacate, plátano verde, melocotón, ciruelas, papaya, manzanas.

Eliminar los alimentos fritos, los condimentos picantes, la sal, el azúcar, las carnes rojas, el chocolate, el alcohol y el tabaco.

Recomendaciones Vitamínicas

Vitamina A
Complejo B
Choline-Inositol
Lecitina
Levadura de cerveza: 2 a 3 cucharadas al día
Clorofila
Aceite de hígado de bacalao (cod liver oil)
Aceite de prímula (primrose oil)
Ajo
Acidófilos

Hierbas Recomendadas

Raíz de consuelda
Olmo americano
Manzanilla
Linaza
Sábila

Se ha demostrado que el jugo de papa y la col cruda son muy buenos para las úlceras, lo mismo que la levadura de cerveza.

VAGINITIS

Inflamación de la vagina causada por bacterias, muchas veces debido al exceso de duchas internas que eliminan la flora bacteriana positiva. También puede deberse a una deficiencia de vitaminas del complejo B, a problemas intestinales, o por tomar antibióticos, ya que éstos destruyen las buenas bacterias del cuerpo.

Los anticonceptivos orales pueden ser causa de vaginitis.

La ropa interior debe ser de algodón blanco y no muy ajustada para que circule el aire.

Se aconseja hacer un lavado interno durante 3 días, hirviendo 1 diente de ajo con el jugo de 1/2 limón y 1/2 cucharadita de sal marina y 8 onzas de agua. Si persiste la molestia, hacer lavados con 8 onzas de agua y 2 cucharadas de vinagre y consultar con el médico.

Recomendaciones Dietéticas

Consumir abundantes alimentos ricos en vitamina C, como frutas y vegetales (ajo y cebolla).

Eliminar las proteínas, carnes, leche, queso, refrescos, tabaco y alcohol.

Recomendaciones Vitamínicas

Acidófilos: 4 a 6 cápsulas al día
Ajo: 4 a 6 cápsulas al día
Vitamina A
Complejo B
Vitamina E
Vitamina C
Calcio y magnesio: 1 cápsula al día de cada uno

Hierbas Recomendadas

Perejil, uva ursi, agua de coco, sábila, arándano (cranberry): tomar de 8 a 10 tazas de té al día

VENAS VARICOSAS

Las várices son el resultado del desarrollo anormal de las venas, como consecuencia de una disfunción de las válvulas. La sangre se va acumulando en las venas y no corre fluidamente, por lo que las venas se ensanchan, dando ese aspecto tan desagradable.

De acuerdo con estudios realizados, el estar sentado por períodos prolongados es una de las causas que favorecen la formación de várices; por lo tanto, es aconsejable evitar estar sentado por mucho tiempo.

En los casos severos, el uso de medias elásticas puede ayudar, lo mismo que el ejercicio: acostado en el piso, apoyar los pies en la pared y dormir con la cama elevada 10 cms.

Hacer ejercicios, tales como caminar, nadar, o montar en bicicleta.

Recomendaciones Dietéticas

Tomar jugos de piña y de papaya.

Evitar todos los productos grasos, las carnes rojas, los productos refinados, azúcar, harina blanca, café y tabaco, ya que incrementan la mala circulación.

Recomendaciones Vitamínicas

Vitamina C
Bioflavonoides
Levadura de cerveza: 2 cucharadas al día
Lecitina
Complejo vitamínico múltiple
Potasio
Vitaminas B, B_6 y B_{12}
Vitamina E
Cinc

Hierbas Recomendadas

Rosal silvestre o escaramujo
Grosella negra
Consuelda
Hierba dorada marina (goldenseal)
Zarzaparrilla

VERRUGAS

Pueden ser de origen viral o de otra naturaleza; por lo tanto, es importante consultar al médico el origen de éstas, ya que en algunos casos podrían ser cancerosas.

El tratamiento a base de vitamina E es sumamente recomendable. Exprimir una cápsula de vitamina E sobre la verruga y mantenerla con una cinta adhesiva. Repetirlo durante 2 ó 3 semanas.

La leche de higo fresca se aplica directamente sobre la verruga por un par de semanas.

La papaya verde se aplica sobre la verruga varias veces al día.

Frotar papa cruda sobre la verruga varias veces al día.

Alcohol boricado: se aplica 2 veces al día, especialmente en las verrugas pequeñitas y oscuras que salen alrededor del cuello.

Si con ninguno de esos tratamientos obtiene resultados, hágase ver por un dermatólogo.

VITILIGO

Afección de la piel que se caracteriza por unas manchas blancas con el borde más oscuro. Se desconoce la razón por la cual la melanina no pigmenta esa área, creyéndose que es por mal funcionamiento de las tiroides, o una pobre nutrición, o un desorden hepático.

Recomendaciones Dietéticas

Hacer una dieta alta en fibra, consumiendo gran cantidad de cereales, frutas y vegetales naturales.

Recomendaciones Vitamínicas

Complejo B
Choline-Inositol
Vitamina A
PABA
Ácido pantoténico
Aceite de prímula (primrose oil)
Magnesio
Lecitina

Hierbas Recomendadas

Cardo santo
Diente de león: 4 a 6 tazas diarias
Zarzaparrilla: 4 a 6 tazas diarias
Sábila: 4 a 6 vasos al día
Limón: 4 a 6 limones al día

VITAMINAS Y MINERALES

VITAMINAS

La gran mayoría de las personas considera que hace una dieta equilibrada. ¿Qué cree usted? ¿Es equilibrada? Normalmente no lo es. Generalmente disponemos del dinero para conseguir lo que queremos, pero no siempre sabemos lo que debemos comer; al mismo tiempo, en la manipulación de los productos se pierde el valor nutritivo de éstos, por lo tanto, es necesario complementar nuestra dieta con vitaminas y minerales.

Muchos de nosotros escogemos alimentos variados convencidos de que esa es la forma de hacer una dieta balanceada. Debemos considerar que casi el 50 por ciento de la población mundial está excedida de peso y el estar obeso no significa estar bien alimentado; en la mayoría de los casos, las personas con sobrepeso son anémicas porque no han sabido elegir bien sus alimentos. Hoy, gracias a los adelantos de la ciencia, hemos podido comprender más y más la importancia que tienen en la alimentación los suplementos de vitaminas y minerales equilibrando el desarreglo que hacemos nosotros al no tener una dieta inapropiada.

Muchas veces oigo decir: "no me gustan los alimentos grasos" o "no bebo bebidas gaseosas" o "no me gustan los dulces"; sin embargo, a pesar de eso, usted come galletas con una dosis alta de mantequilla, o pan crujiente, calentito, humeante, haciéndolo muy apetecible al paladar y piensa: "es sólo por esta vez". Embutidos, chocolates, helados, papas fritas, hamburguesas, empanadas, en fin, todos estos productos son agradables al paladar, pero no alimenticios.

La pérdida de vitaminas y minerales es muy frecuente; especialmente, cuando se trata de harinas blancas o arroz que son lavados quitándoles las propiedades alimenticias que se encuentran en el germen. Eso ha llevado a que la nutrición sea más baja de lo que debiera ser: la falta de salvado y germen de trigo han hecho que tengamos que suplantarlos de otra forma, ingiriéndolos en polvos o en minerales sintéticos.

La congelación de ciertos productos es motivo suficiente para la pérdida de elementos importantes para la nutrición; sin embargo, no lo podemos evitar, especialmente los que vivimos en las grandes ciudades, ya que es la única manera de poder consumirlos. Otra forma en que los alimentos pierden sus propiedades vitamínicas y minerales es la precocción que precede a la congelación de las verduras y frutas, exponiéndolas a una pérdida sustancial de calcio, magnesio y cinc.

En el caso de las carnes congeladas, el líquido que ellas despiden contiene grandes cantidades de hierro y otros minerales esenciales que se pierden, al igual que la pérdida de yodo en el pescado congelado, mineral vital que contienen los productos marinos.

El azúcar morena, sin refinar, contiene sustancias minerales muy valiosas; sin embargo, cuando se refina, convirtiéndola en azúcar blanca, todas esas sustancias tan importantes se pierden, de manera que la miel deberá reemplazarlas, ya que esta última es rica en minerales y en vitaminas, lo mismo que la melaza que es extraída de la caña.

La pérdida de vitaminas y minerales, con frecuencia es debida a que los frutos y vegetales son cosechados antes de haber madurado y, como consecuencia de esto, los alimentos no contienen los elementos nutricionales originales; además, la tierra en que se ha sembrado no contiene los nutrientes que antiguamente poseían.

Otra de las razones en la pérdida de vitaminas y minerales es que al cocinar las verduras desechamos las hojas al verlas un poco ajadas o dañadas; sin embargo, ellas son las que mayor proporción de vitaminas y minerales contienen. Lo mismo que el agua en la que se han cocido, donde ha quedado una gran proporción de su valor nutritivo. Esta agua debe utilizarse en sopas o en la cocción de otros alimentos, tales como fideos o arroz, para aprovechar todos los nutrientes.

La deficiencia de minerales, por ejemplo, en el caso del cinc, puede conducir a un desbalance en el crecimiento o desarrollo sexual del niño. Otros síntomas de deficiencia pueden no ser tan fáciles de reconocer, pero pueden hacernos, sin embargo, la vida menos llevadera. La anemia es, probablemente, la consecuencia de la carencia de mineral más vaga y, no obstante, la más corriente. Muchas veces usted habrá dicho: "estoy muy cansada, me levanto cansada y me acuesto cansada", o "no sé qué me pasa, no tengo energía", o "todo me deprime, estoy de mal humor, me duele la cabeza, me duelen los músculos". Esto podría deberse a la deficiencia de hierro; especialmente tratándose de una mujer, y mucho más si está embarazada.

VITAMINA A

Se considera a la vitamina A como protectora de las mucosas y membranas del aparato digestivo e interno. Es la mejor amiga que tiene una buena visión y ojos saludables; además, previene la ceguera nocturna y mantiene la piel y el cabello saludables.

Es importante para conservar el tejido testicular saludable, dando vitalidad y rejuveneciéndolo.

Promueve los jugos gástricos y es una aliada de las proteínas en la digestión. Oxigena los tejidos, aumentando la defensa de los vasos capilares.

Es la mejor defensa contra las infecciones, especialmente a los bronquios y pulmones. Mejora la energía, ayudando al desarrollo de los niños. Es importante para tener dientes y encías fuertes; evita la piel reseca, áspera y escamosa.

Se recomienda en casos de acné, granulomas, forúnculos, soriasis, cabello reseco, opaco, caspa o pérdida del cabello.

Alimentos Ricos en Vitamina A

Hortalizas de hojas verdes, espinaca, acelga, berro, lechuga, zanahoria, melón, camote o batata, aguacate, pimientos verdes, rojos y amarillos; leche entera, mantequilla, huevos, aceite de hígado de bacalao.

En los niños, dependiendo de la edad, se recomienda desde 500 U a 3.000 U diarias.

En los adultos, de 25.000 a 50.000 U diarias.

Siempre hay que tomarla bajo supervisión médica durante un mes y descansando 2 semanas.

VITAMINA B$_1$

También llamada tiamina o vitamina de la alegría.

Previene la neuritis, el beri-beri; eficaz para un buen desarrollo cerebral; protege los músculos, especialmente el del corazón. Ayuda a prevenir el estreñimiento; favorece la calidad de glóbulos rojos; mejora la función cardíaca y previene la vejez prematura.

La falta de vitamina B$_1$ puede provocar debilidad muscular, latido cardíaco lento, diabetes, depresión mental, edema. Es la vitamina por excelencia para los que toman mucho alcohol o comen mucha azúcar.

Alimentos Ricos en Vitamina B$_1$

Germen de arroz y de trigo, cereales integrales, especialmente la avena; nueces, frijoles, soja, productos lácteos, papas y levadura de cerveza.

VITAMINA B$_2$

Es muy necesaria para una buena salud. Previene el deterioro de los ojos, las uñas, la piel y el cabello. También previene enfermedades serias como las cataratas. Una deficiencia prolongada de esta vitamina puede traer una sensibilidad anormal a la luz, sintiendo ardor y quemazón, inflamación en la boca, úlceras en la lengua y labios; labios y comisuras resquebrajados, cabello opaco y grasoso, piel reseca, especialmente en la cara, piernas y brazos, con eccemas, uñas quebradizas, inflamación ocular, anemia, comezón vaginal, cataratas y úlceras.

La vitamina B_2 puede tomarse aislada, pero para un mejor resultado conviene tomar el complejo B completo.

Alimentos Ricos en Vitamina B_2

Levadura de cerveza, germen de trigo, almendras, girasol, hígado, vegetales, queso y leche.

VITAMINA B_3: NIACINA, NIACINAMIDA O ACIDO NICOTÍNICO

Es la vitamina por excelencia para una buena circulación y para el buen funcionamiento del sistema nervioso; necesaria para una buena digestión y para una piel saludable; previene las migrañas, dilata los vasos sanguíneos aumentando el flujo de sangre a los vasos capilares periféricos.

Se recomienda en aquellos casos de pobre circulación en las extremidades, diabetes, hipotiroidismo, esquizofrenia.

La falta de vitamina B_3 provocará úlceras gangrenosas, nerviosismo, diarrea, insomnio, falta de memoria, dolores de cabeza crónicos, anemia, neurastenia, depresión, embotamiento mental, enfermedades mentales.

Alimentos Ricos en Vitamina B_3

Levadura de cerveza, germen de trigo, arroz integral, salvado, nueces, girasol, maní, hortalizas e hígado de res.

VITAMINA B_6: PIRIDOXINA

Metaboliza las proteínas y las grasas, contribuye a un buen funcionamiento de las enzimas digestivas; es un bactericida natural, el mejor aliado para el sistema nervioso y para el cerebro.

Previene enfermedades de la piel: acné, eczemas, dermatitis; controla el colesterol de la sangre, la diabetes, y problemas cardíacos. Diurético natural; equilibra el sodio y el potasio.

En enfermos de Mal de Parkinson, la vitamina B_6 conjuntamente con el magnesio da muy buenos resultados.

La falta de vitamina B6 produce edema o retención de líquido, depresión, dermatitis, úlceras en el aparato digestivo, boca y labios, mal aliento, nerviosismo, cálculos renales, inflamación del colon, anemia, insomnio, migraña y senilidad prematura.

Alimentos Ricos en Vitamina B_6

Aguacate, germen de trigo, levadura de cerveza, nueces, melaza, col, leche, yema de huevo, frijol de soja, hígado de res, hortalizas de hojas verdes, pimientos verdes, zanahoria.

Es conveniente comer alimentos crudos para asimilar mejor esta vitamina.

VITAMINA B_{12}

La vitamina B_{12} es la más importante del complejo B, ya que es la que contribuye a la regeneración de los glóbulos rojos de la sangre.

Previene la anemia, siendo muy importante para niños, jóvenes y ancianos.

Una de las causas de anemia es la falta de vitamina B_{12}, especialmente la anemia perniciosa.

La falta de apetito y crecimiento en los niños, el cansancio crónico, úlceras, pérdida de energía mental, falta de concentración y decaimiento, son debido a la carencia de esta vitamina.

Alimentos Ricos en Vitamina B_{12}

Levadura de cerveza, leche, huevos, quesos, hígado de res, semillas de girasol, maníes, almendras, uvas, germen de trigo, polen de abeja.

VITAMINA B_{13}: ACIDO ORÓTICO

Se cree que esta vitamina puede ayudar en casos de esclerosis múltiple, pues actúa directamente sobre el ácido nucleico y en los procesos regenerativos de las células. La falta de esta vitamina puede ocasionar desórdenes hepáticos y envejecimiento prematuro y esclerosis múltiple.

Alimentos Ricos en Vitamina B_{13}

Suero lácteo, kéfir, leche fermentada, yogur.

VITAMINA B_{15}: ACIDO PANGÁMICO O PANGAMATO DE CALCIO

Se la considera la vitamina del rejuvenecimiento, ya que es uno de los mejores oxigenadores de las células; participa en el metabolismo de las grasas, protege el sistema nervioso y glandular. También protege al corazón de los altos niveles de colesterol, evitando las anginas de pecho en el caso de los fumadores, contrarresta los efectos del envenenamiento por monóxido de carbono, siendo un buen desintoxicante, usado especialmente por los astronautas cuando salen en viaje espacial.

Alimentos Ricos en Vitamina B_{15}

Arroz integral, nueces, semillas de girasol, calabaza, levadura de cerveza.

CHOLINE

Forma parte del complejo vitamínico B. Trabaja con el inositol como parte de la lecitina y su función es la de metabolizar las grasas. La lecitina absorbe, digiere y transporta las grasas en la sangre, ya que es soluble en grasa como las vitaminas A, D, E y K.

Contribuye en los casos de depósito de grasa o colesterol en el hígado y en las arterias, creando la vaina y mielina de los nervios. Es ideal en los casos de personas con problemas vesiculares o del hígado, especialmente cálculos.

Es un aliado en los tratamientos de nefritis.

Previene la presión arterial alta, la arteriosclerosis, glaucoma y miastenias graves.

Alimentos Ricos en Choline

Frijol de soja, levadura de cerveza, germen de trigo, yema de huevo, hígado de res, hortalizas, legumbres.

VITAMINA C: ACIDO ASCÓRBICO

Es la vitamina por excelencia de la juventud, ya que mantiene el colágeno, soporte de una piel joven.

Es necesaria para una buena dentadura, encías sanas y huesos sanos; es buena para el tejido conectivo, para prevenir infecciones y resfríos comunes. Evita la tensión física y mental, protege al organismo de sustancias tóxicas (agua o aire contaminado), contrarresta efectos tóxicos de medicinas, es un antibiótico natural.

La carencia de vitamina C puede crear piorrea, alviolitis, hemorragias, vasos capilares débiles, anemia, curaciones lentas de las heridas, vejez prematura, insuficiencia de las tiroides, baja resistencia a las infecciones, y escorbuto.

Alimentos Ricos en Vitamina C

Todos los cítricos: toronjas, naranjas, mandarinas, fresas, manzanas, nísperos, brócoli y pimientos.

VITAMINA D

Se le considera la vitamina del sol, ya que actúa conjuntamente con el calcio, el fósforo y otros minerales, para el buen funcionamiento del aparato digestivo. Regula la paratiroides, nivela el calcio en la sangre al igual que la buena función de la tiroides.

Es importante para tener dientes y huesos sanos, evitando el raquitismo.

La carencia de vitamina D puede ocasionar crecimiento lento y osteoporosis, deficiencia en la estructura ósea de

los niños, debilidad muscular, falta de energía, envejecimiento prematuro, caries y piorrea.

Alimentos Ricos en Vitamina D

Aceite de hígado de pescado, yema de huevo, mantequilla, leche, semillas de girasol.

La vitamina D se obtiene de los rayos solares y el
organismo se encarga de transformarla; por eso es tan
importante que los niños tomen un poco de sol todos los
días.

VITAMINA E: TOCOFEROL

Es el oxigenador por excelencia de las células. Mejora la
circulación, previene la vejez, eficaz vasodilatador; mejora
el tejido celular, especialmente en casos de heridas o quemaduras, evitando las úlceras. Anticoagulante y antitrom-
bínico, previniendo las trombosis o coágulos sanguíneos;
mejora la circulación de los vasos capilares más pequeños,
especialmente en los casos de várices.

Es la vitamina por excelencia para los fumadores,
ya que limpia los pulmones inclusive del aire contaminado.

Es vital para los órganos reproductores; se recomienda
para evitar enfermedades cardíacas, artritis, flebitis, asma,
quemaduras, anginas de pecho, enfisema, úlceras en las
piernas, pies cansados, várices, hipoglicemia; almacena el
glicógeno en los músculos; previene los abortos y la infertilidad tanto masculina como femenina.

Es la más indicada para casos de menstruación dificul-
tosa y previene los trastornos de la menopausia.

Alimentos Ricos en Vitamina E

Vegetales de hojas verdes crudos, germen de trigo, aceite de soja, semillas, granos enteros y crudos, nueces, almendras y huevos.

INOSITOL

Pertenece al complejo B. Actúa en el crecimiento del cabello, previniendo la calvicie. Conserva los músculos y el corazón saludables, ayuda a reducir el colesterol en la sangre y es ideal en los tratamientos de obesidad y de esquizofrenia.

Alimentos Ricos en Inositol

Germen de trigo, levadura de cerveza, granos enteros, maíz, nueces, leche, melaza, frutas cítricas, limón, toronja, naranja, e hígado de res.

MINERALES

RECOMENDACIONES IMPORTANTES. Todos los minerales son necesarios en el organismo, en forma microscópica, para un bienestar general y un balance en la salud; pero, si se tomaran por cuenta propia en cantidades masivas, podría traer serios trastornos a la salud. La mejor forma de incorporarlos al organismo es a través de vitaminas con minerales múltiples que vienen de forma equilibrada o, también, de forma natural, como son los vegetales, frutas y cereales.

CALCIO

Un adulto debe consumir alrededor de 1.000 mgs diariamente. El 99 por ciento se halla en los huesos, donde se deposita para formar el esqueleto y dientes saludables.

El 1 por ciento de calcio con que contamos en nuestra sangre tiene una función distinta. Sirve para la contracción muscular, la coagulación de la sangre y en el sistema nervioso determina la fuerza en la reacción a los estímulos.

El calcio es indispensable para una buena asimilación del hierro y para la asimilación de la vitamina D, los mismo para el buen funcionamiento de la paratiroides.

Los alimentos más ricos en calcio son los productos lácteos, las verduras frescas y de hoja, los pescados grasos cuyos huesos se comen, tales como las sardinas, boquerones u ostiones.

En el caso de los vegetarianos, que no consumen productos lácteos ni marinos, están excentos de calcio; por esa razón, el vegetariano debe tomar suplementos de calcio.

Las mujeres embarazadas son las más amenazadas y más cuando amamantan; deben tomar dosis extras para favorecer el buen desarrollo del bebé.

Otra de las razones que ocasionan la pérdida de calcio es la vida sedentaria, así como la pérdida de cierta disfunción de las hormonas. Una enfermedad o una cirugía, o el hecho de pasar largos períodos en cama o procesos infecciosos, pueden provocar la pérdida de calcio de hasta 200 mgs por día, originando una recuperación lenta.

Una gran parte del calcio que ingerimos se pierde en la absorción.

La toma de calcio va a ayudar en los casos de calambres, espasmos musculares, insomnio, nervios, dolores relacionados con la espina dorsal u otros malestares óseos y trastornos menstruales.

Alimentos Ricos en Calcio

Algas marinas, miel sin refinar, sardinas enlatadas en aceite, zanahorias, avena, pan integral, higos secos, almendras, requesón, queso, yogur, leche, semillas de sésamo (ajonjolí).

Comer alguno de estos alimentos una vez al día.

CINC

Es fundamental en muchos procesos enzimáticos y actividades hormonales, especialmente en el aparato genitoreproductivo.

Es importante para la oxigenación de los tejidos y para el crecimiento.

Cuando falta el cinc, hay un desorden de los órganos sexuales y es vital para el funcionamiento de la próstata. Ayuda al organismo a liberarse de radicales libres como el bióxido de carbono que es un tóxico; incrementa la curación de quemaduras y heridas.

La falta de cinc en el organismo retarda el proceso de cicatrización; ayuda en la absorción de la vitamina A, siendo necesario, también, para huesos sanos y fuertes.

El cinc contribuye a la producción de insulina.

Alimentos Ricos en Cinc

Semillas de calabaza y girasol, levadura de cerveza, leche, huevos, cebolla, ostiones, arenques, nueces, hortalizas de hojas verdes, granos germinados, salvado y germen de trigo.

COBALTO

El cobalto es parte de la molécula de la vitamina B_{12}. Aunque se encuentra separado de ésta en los alimentos, es necesario para la producción de la vitamina en el organismo. Si se consume bastante vitamina B_{12}, la absorción del cobalto es natural, pero la carencia de esta vitamina determina la falta de cobalto que es parte fundamental para la formación de nuevos tejidos, células rojas de la sangre, la médula ósea, crecimiento, metabolismo de los alimentos, buena visión y para el sistema nervioso.

El cobalto se debe ingerir a través de los alimentos que contienen altos niveles de vitamina B_{12}.

COBRE

La falta de cobre puede originar una enfermedad o síndrome de Menke. Enfermedad hereditaria que afecta a los niños que no han absorbido suficiente cobre a través de la placenta. También esta deficiencia puede provocar una condición del pelo acerado, pajoso, tieso y descolorido; el niño no crece adecuadamente, pudiendo incluirse el deterioro cerebral y ataques.

En las mujeres que toman anticonceptivos, el nivel de cobre es más bajo que lo normal y hay medicamentos que inhiben la absorción del cobre, como la penicilina. Existen interferencias causadas por el cinc, el cadmio y el flúor, que bajan el nivel del cobre.

Los síntomas de deficiencia de cobre en los adultos se manifiestan, generalmente, en el color y la textura del cabello, así como en la pérdida del gusto.

Pacientes que habían sido tratados con penicilamina tuvieron una reacción de embotamiento; en cuanto se les administró suplementos de cobre, el malestar desapareció. Cuando la dieta es pobre en cobre puede subir el nivel del colesterol.

El uso de cápsulas de gelatina de cobre puede prevenir el encanecimiento del cabello.

Mucho se ha hablado de las pulseras de cobre para aliviar los dolores reumáticos o artríticos y puede ser una ayuda para las personas con esas dolencias, ya que el cobre se absorbe a través de la piel cuando se transpira. Se ha descubierto que tiene virtudes antinflamatorias.

Alimentos Ricos en Cobre

Levadura de cerveza, germen de trigo, nueces, mariscos, hígado de res, malta, pan integral, melaza, legumbres, frutas secas, hortalizas verdes, vino tinto.

CROMO

El cromo y el cobalto juegan un papel importante en la formación de azúcar en la sangre, ya que se ha demostrado que la falta de cromo puede ser una de las causantes de la diabetes, al igual que puede contribuir a elevar el colesterol en la sangre, creando depósitos en las arterias del corazón.

Estudios hechos en pacientes con diabetes, a quienes se les administró cromo, demostraron que se pudo controlar mejor los niveles de azúcar.

El cromo juega un papel importante en el crecimiento infantil, ya que la falta de éste retarda el crecimiento.

Las enfermedades cardíacas en el Occidente son más frecuentes que en el Oriente, por falta de este mineral, ya que allí las reservas de cromo son superiores a las de los norteamericanos.

El cromo es mejor absorbido por el organismo cuando se toma en tabletas, ya que en los alimentos es tan baja la proporción que puede perderse si hay algún trastorno digestivo; sin embargo, se cree que la liberación rápida del azúcar en la corriente sanguínea cuando se bebe alcohol es por falta de cromo.

Todavía no se sabe a ciencia cierta cuál es la cantidad exacta que se debe consumir; pero se calcula, en un adulto, unos 200 mgs.

Alimentos Ricos en Cromo

Hongos, pan y cereales integrales, melaza, mariscos, levadura de cerveza, riñones.

FLUOR/FLUORURO

Hay estudios que demuestran que el flúor incrementa la densidad de los huesos en personas con osteoporosis; también el fluoruro es bueno para prevenir las caries dentales.

No se sabe exactamente cómo actúa, si haciendo más resistente el esmalte a los ácidos y bacterias o porque las bacterias encuentran en el fluoruro una sustancia hostil y, por lo tanto, no pueden atacar el esmalte.

Lo que sí se sabe es que los niños que viven en zonas donde el agua es pobre en fluoruro, pueden tener más caries dentales que en zonas donde el agua es rica en este mineral. Aparte de este síntoma, no se sabe cuál debe ser la ingestión diaria de flúor o si su carencia vaya a crear serias condiciones de pobreza en la salud dental. Se sabe que el cambio de color afecta más a personas que no tienen fluoruro; las manchitas blancas o líneas marrones que se forman en el esmalte, volviendo los dientes ásperos, y terminan, finalmente, en caries, son irreversibles.

El consumo de 3 ó 4 tazas de té diarios puede suplirnos el fluoruro que nuestro organismo necesita. Si bebemos agua, alrededor de 1 litro diario, tratada con fluoruro, tendremos la cantidad que el organismo necesita.

La fuente más rica de fluoruro se encuentra en el té.

LITIO

Fundamental para los nervios y los músculos, conjuntamente con el sodio con el que se asocia. Cuando falta el litio, los disturbios mentales pueden llegar a ser tan serios como la esquizofrenia o paranoia, o depresiones graves.

El litio se encuentra en forma natural en las algas marinas, el agua de mar y en algunos manantiales. Solamente un médico puede recetarlo.

MANGANESO

Es un componente que juega un papel muy importante en las enzimas, ya que promueve el metabolismo de los carbohidratos, grasas y proteínas. Sumado a la colina, protege la digestión utilizando las grasas.

Es el mejor aliado que tienen los nervios y el cerebro, pues produce una coordinación apropiada entre ambos, siendo importante para una buena función muscular.

La deficiencia de manganeso en el organismo trae como consecuencia trastornos digestivos, desarrollo anormal de los huesos, retardo en el crecimiento, esterilidad, impotencia, asma y miastemia grave.

Alimentos Ricos en Manganeso

Espinaca, betabel, repollitos de Bruselas, albaricoque, nueces, salvado, algas marinas, yema de huevo, germen de trigo, naranja y toronja.

SELENIO

Actúa directamente con la vitamina E y conjuntamente tienen una función antioxidante, ayudando a mantener la hemoglobina saludable, eliminando los radicales libres. Regenera el hígado, especialmente en casos de cirrosis. Protege al organismo de envenenamiento, especialmente de mercurio.

Se recomienda en casos de afecciones hepáticas, como cirrosis o hepatitis. El selenio es un aliado del sistema muscular, ayudando a regenerar los músculos y evita el envejecimiento prematuro.

Si hay una deficiencia crónica, puede ocasionar el cáncer.

Alimentos Ricos en Selenio

Algas marinas, pescados, mariscos, leche, huevos, cereales enteros, verduras, ajo y especialmente la levadura de cerveza.

SILICIO

Es otro mineral valioso para tener huesos fuertes y saludables; siendo importante, ya que contribuye al crecimiento del cabello, uñas y dientes, además de proteger al organismo en casos de lastimaduras o quemaduras de la piel.

Previene la irritación en las membranas mucosas, así como defiende al organismo de la tuberculosis.

La falta de silicio en el organismo va a acarrear uñas blandas y quebradizas, envejecimiento prematuro de la piel, arrugas, adelgazamiento y pérdida del cabello, desarrollo deficiente de los huesos en los niños, osteoporosis, insomnio.

Alimentos Ricos en Silicio

Todas las verduras verdes, alfalfa, acelga, radicheta, espinaca, ortiga, cola de caballo, linaza, avena, manzana, uvas, cebolla, almendras y maníes.

YODO

El yodo es esencial para el ser humano y se encuentra en las algas marinas. La falta de éste ocasiona disfunción en la tiroides.

Las glándulas contienen aproximadamente 8 mgs de yodo, además de los 50 mgs que hay en todo el organismo de un adulto.

Una descompensación de yodo crea un desorden de las glándulas, alterando totalmente el sistema, tanto enzimático como de las hormonas del crecimiento, la reproducción, la función de los nervios y músculos, el crecimiento y renovación de la piel, las uñas y el cabello y la energía. Se cree que el adulto debe consumir de 300 a 500 mgs diarios.

Se sabe que la deficiencia de yodo es más marcada en ciertas áreas, especialmente en zonas montañosas.

VEGETALES, FRUTAS Y HIERBAS MEDICINALES

ALIMENTOS QUE PRODUCEN ALCALINIDAD EN LA SANGRE

Melón, dátiles, almendras, pasas, albaricoques, higos, toronjas, piñas, durazno, manzana, uvas, plátanos, sandía, nueces, coco, frijol de soja, espinaca, nabo o betabel, apio, pepino, lechuga, berro, papas, batatas, col, aguacate, berenjenas, linaza, sábila, alcachofas, trigo moro y mijo.

ALIMENTOS QUE PRODUCEN ACIDEZ EN LA SANGRE

Carnes rojas, hígado, riñones, mollejas, pescado y pollo, huevos, la mayoría de los granos, garbanzos, frijoles, lentejas, maníes, arroz blanco, trigo integral, pan de centeno, nueces (excepto las nueces de Brasil), quesos.

Todos estos alimentos deben estar restringidos en aquellas personas que tengan gastritis, úlceras, artritis, osteoartritis o gota.

Para que haya un buen balance en la salud, debe incorporarse un 80 por ciento de alimentos alcalinos a la dieta y un 20 por ciento de alimentos ácidos.

EL EFECTO DE LAS HIERBAS MEDICINALES SOBRE NUESTRA SALUD

Ajo: Se ha empleado para curar catarros e infecciones respiratorias; también para combatir las lombrices intestinales y para evitar gases en el tubo digestivo, así como para la presión arterial. Es bueno para la tos y el asma y para el colesterol alto, limpiando las arterias.

Albahaca: Además de su sabor y aroma, tiene algunas propiedades buenas para la salud, como el eugenol que se emplea en odontología como anestésico local y desinfectante. Es bueno para las náuseas, los gases gastrointestinales, evita los microorganismos causantes de la disentería. Se puede tomar en té o utilizarla con las comidas conjuntamente con el perejil y el ajo.

Alfalfa: Se considera que tiene muchos nutrientes sobre todo para la glándula pituitaria. Es un alcalinizante del cuerpo, evitando la oxidación de los tóxicos y también elimina el ácido úrico causante de la artritis. Limpia y desintoxica el hígado. Se la considera ideal para la artritis y el reuma. Además es muy rica en nutrientes, ya que tiene vitaminas C, D, E, y K.

Áloe Vera o **Sábila:** Planta de gran utilidad para conservar la salud. En casos de quemaduras, quemaduras de sol o úlceras externas, aplicar sábila varias veces al día. Cuando haya infecciones, hemorroides, indigestiones, caída del cabello, artritis, acné, soriasis, y cualquier molestia o desequilibrio en la salud, tomar de 3 a 4 vasos de sábila al día.

Amapola: Puede utilizarse en forma de cocimientos, de té, en sus flores especialmente. Es un suave sedante que produce sueño en los niños y adultos. En jarabes, ayuda a combatir la tos. Sus alcaloides son sedantes del sistema nervioso y son analgésicos suaves.

Anís: Se lo considera bueno contra los malestares estomacales, aliviando los cólicos producidos por gases intestinales, especialmente en los niños, dándoselo en varias tomas al día después de las comidas, en cucharadas si son bebés o en pequeñas dosis si son más grandes. Los adultos pueden tomar de 3 a 4 tazas al día después de las comidas principales.

Apio: En Europa se utilizaba para evitar la flatulencia estomacal o intestinal y el reumatismo. También se lo considera un valioso aliado para los diabéticos, pues es un hipoglicémico natural. Contiene una buena cantidad de vitaminas, especialmente la C, y estudios farmacológicos afirman que puede también tener una acción sedante. También es rico en vitamina E. Es ideal también para personas que padecen de retención de líquidos.

Avena: Es ideal para combatir el estreñimiento. Contiene grandes cantidades de vitaminas A, B_1, B_2, niacina y D. La cantidad de fibra que contiene evita enfermedades serias como el cáncer al colon, divertículos, pólipos y hemorroides. Las personas que padecen de estos males pueden consumirla varias veces al día con jugo o leche y mezclada con otros cereales. Es un gran energético y en emplastos se usa para aliviar la psoriasis y otras afecciones de la piel como el acné. Es bueno como mascarilla de belleza para refrescar la piel y nutrirla. Es un alimento fácil de digerir, para bebés, convalecientes y personas delicadas del estómago.

Su alto contenido en fibra ayuda a restablecer la salud. Es muy bueno para personas con problemas estomacales.

Berro: Es una fuente de vitaminas A, B_2, C, D, E y de minerales como fósforo, hierro, yodo y calcio. Es muy apreciado por los naturistas en muchos problemas de salud. Es ideal para problemas estomacales, afecciones hepáticas y renales; para personas que padecen de anemia es el mejor aliado. Evita el escorbuto y también se recomienda para personas muy nerviosas y reumáticas.

Calabaza: Se utiliza su pulpa como alimento, ya que contiene bastantes vitaminas y minerales. Es ideal para niños, ancianos y personas con estómago delicado. Es buena para curar las hemorroides, para desinflamar los riñones. Las semillas se utilizan para combatir parásitos intestinales.

Cardo Lechero: Está considerado como regenerador del hígado; ideal en casos de hepatitis, cirrosis hepática y envenenamiento por hongos e intoxicación por medicinas, contaminación ambiental, drogas o radiación, que pudieran haber afectado al hígado. Es un regenerador del órgano hepático y ha demostrado ser la mejor medicina natural para sanar a este órgano si estuviera enfermo.

También se lo considera beneficioso en casos de desintoxicación como preventivo.

Se puede consumir como verdura, hervido, con papas, y salteado en aceite de oliva y ajo; también en guisos y ensaladas, picado muy fino.

Dicen los naturistas que es bueno; además, para personas que padecen de indigestión, gases, úlceras estomacales, acidez, etc.

Cardo Santo: Se considera que tiene propiedades anti-cancerígenas. Se recomienda para personas que padezcan del corazón y del hígado. Se puede usar, al igual que el cardo lechero, en ensaladas o hervido, o salteado con papas, aceite de oliva y ajo. También es bueno para el aparato respiratorio, enfermedades pulmonares, dolores de cabeza; para mejorar la memoria. Se recomienda, también, para personas que padezcan de acné.

Cáscara de Olmo Americano: Es de gran utilidad para las afecciones pulmonares, como: catarros, bronquitis, etc. También ayuda a desinflamar intestinos, riñones, estómago y vejiga.

Tomar de 4 a 6 cápsulas diarias.

Cáscara Sagrada: Ayuda a la buena función de la vesícula biliar, aumentando la segregación de la bilis. Es el mejor amigo para quienes padecen de estreñimiento crónico.

El cocimiento de sus hojas puede tomarse como té para estimular la digestión o puede ingerirse en cápsulas.

Castaño: Se considera un buen astringente. El extracto se ha utilizado en medicina para contraer las mucosas y los capilares sanguíneos; esto ha permitido controlar las hemorragias leves. También es bueno para las diarreas.

Se utilizan las hojas en forma de té y ayuda a mitigar la tos y la faringitis.

Castaño de Indias: El extracto y la cocción de las castañas y de la corteza se han empleado para tratar las hemorroides y venas varicosas. Tiene poder desinflamante que alivia estas molestias.

Cayena, ver Pimentón de Cayena

Cebolla: Los compuestos que contiene son los que nos dan sus propiedades como antiséptico. Es buena para evitar infecciones, como expectorante, diurético e hipotensor.

Al igual que el ajo, la cebolla se usa con el mismo propósito: evita los gases intestinales, es bueno para la diabetes, para controlar el colesterol, contiene vitaminas B_1, B_2 y C.

Cedrón: La melisa o el cedrón es una hierba vivaz de pequeñas flores blancas o rosadas. La infusión o el cocimiento de hojas y de flores alivia los cólicos menstruales y el estómago irritado. Las hojas machacadas ayudan a curar heridas y picaduras de insectos.

Se puede tomar en forma de cocimiento de 3 a 4 tazas al día.

Cola: Tónico cardíaco. Estimulante general y reconstituyente, mejora el sistema nervioso; es depurativo y diurético, vasoconstrictor, aumentando la tensión; es bueno para la circulación, combate la fatiga. Se indica para convalecientes o en trabajos agotadores físicos o mentales. Tiene mucho uso en geriatría y para los cardiópatas y deportistas; es usado para fatiga muscular, resfríos, catarros y diarreas.

Cocimiento de 50 de nuez de cola machacada en un litro de agua, agregarle miel y tomar 4 tazas diarias.

Cola de Caballo: Es un diurético natural ideal en los casos de cálculos renales. Es bueno para mantener la salud de la piel, ya que contiene gran cantidad de sílice.

Damiana: Se usa en estados depresivos, agotamiento, impotencia, apatía.

Se puede tomar en forma de té: 3 tazas diarias.

Cápsulas: de 4 a 6 diarias, después de cada comida.

Dátil: Fruto de valioso poder energético. Contiene grandes cantidades de vitaminas y minerales; también tiene propiedades para limpiar los bronquios y ayuda a los intestinos, ya que es un laxante suave, natural. Util también para prevenir diarreas infantiles, enfermedades del riñón y vejiga.

Se pueden hervir los dátiles y tomar el agua durante el día.

Durazno o **Melocotón:** Fruta muy rica en vitaminas A, B y C. Ideal y recomendada para personas que padezcan de estreñimiento, gases o problemas digestivos; siendo una de las mejores frutas con que cuenta el diabético.

Enebro o **Junípero:** Muy buen expectorante, ideal para limpiar los bronquios de los fumadores; depurativo de la sangre. También se recomienda en casos de acné y de trastornos hepáticos. Ayuda a mejorar problemas en la mujer durante la menopausia.

Cápsulas: de 2 a 3 diarias.

Té: 2 a 4 tazas diarias.

Escarola: Es muy rica en sales minerales y vitaminas. Tanto hervida como cruda, es un depurativo y digestiva.

Espinaca: Cruda o hervida, contiene grandes cantidades de vitaminas B y C.

Eucalipto: Esta hierba aromática y de grato perfume puede ser usada en el hogar colocando unas cuantas hojas en una cacerola con agua, dejándola hervir. Perfuma el ambiente y es un bactericida natural. Respirando los vapores de eucalipto ayuda en estados catarrales, resfríos, tos y congestión de los bronquios.

Las vaporizaciones, ante un estado febril o catarral, se pueden inhalar tres veces al día.

En forma de té, agregándole limón y miel: de 3 a 4 tazas al día.

Eufrasia: Hierba vellosa, de flores blancas y púrpuras. Su fama se debe a su utilidad en afecciones de la vista.

Fresa: Fruta deliciosa de sabor agridulce. Contiene grandes cantidades de vitaminas A, B y C, ácido málico y ácido salicílico. Esta es la razón por la cual es indicada para niños y ancianos, y especialmente para aquéllos que padezcan de problemas reumáticos o artríticos. Es la mejor fruta que tiene el diabético. También es buena contra las indigestiones y diarrea.

Las hojas y el fruto tienen propiedades depurativas y diuréticas. Es un poderoso desintoxicante de la sangre, buena para las afecciones hepáticas, arenilla en el riñón como en la vesícula y en casos de reumatismo.

Se prepara en cocimientos, hojas y fruto: de 4 a 6 tazas diarias.

Fuco o **Uva de Mar** o **Alga Vesicular:** Planta marina que se encuentra en las costas. Contiene mucílago, mucho yodo y bromuro; abundantes yoduros orgánicos. Ideal para combatir la obesidad.

Té: hervirlo por 15 minutos, filtrarlo, agregarle miel y tomar de 2 a 4 tazas al día.

Fumaria o **Conejito** o **Sangre de Cristo o Palomilla:** Planta común en los campos, muy difundida por su empleo popular como aperitivo tónico, anemias, debilidad general y convalecencias. Gran depurativo de la sangre en casos de afección de la piel como acné, urticarias, eccema, herpes, etc. También ayuda a la vesícula biliar; contribuye a impedir la formación de cálculos hepáticos. Como diurético y depurativo resulta excelente, así como en el tratamiento de la hipertensión, arteriosclerosis y artritis.

Se prepara en infusión: unas 20 a 30 hojas en agua hirviendo, se le puede agregar miel y tomar una tacita antes o después de las comidas.

Genciana: Se recomienda para problemas digestivos.

Se puede tomar en cápsulas antes de cada comida.

Té: tomar después de las comidas.

Ginsén: Planta oriunda de China y Corea. Regenerador del metabolismo, mejorando la función de los riñones, la vejiga, el hígado y el aparato genitourinario y reproductivo. Se recomienda en casos de vejez prematura, dando mucha energía y fortaleza.

Ideal para el climaterio o menopausia, ya que es regenerador de las áreas sexuales. Es el estimulante por excelencia de la hormona masculina.

Girasol: En la industria se utiliza el aceite comestible por su bajo contenido en colesterol.

La infusión de tres gramos de semillas en una taza de agua hirviendo es un excelente antifebril y sudorífico ideal para combatir resfríos y estados gripales.

Se toma una taza cada 4 horas.

Guaraná: Tónica y antineurálgica. Se usa para calmar contracciones por espasmos estomacales. Es además energético y estimulante.

Guindas o **Cerezas:** Ricas en vitaminas, sales minerales y hierro. De gran valor nutritivo, ideal para las personas anémicas.

Hierbabuena: De esta hierba se extrae el mentol que es un ingrediente usado para diversos medicamentos debido a sus cualidades descongestivas, antipruríticas, anestésicas y carminativas. Se ha comprobado que tiene efectos calmantes, usada en ungüentos o linimentos; también para aliviar dolores musculares. Se considera que en forma de té puede ayudar a aliviar y estimular la función estomacal.

Jengibre: De olor agradable y sabor picante, se usa para condimentar alimentos, aunque actúa como sedante estomacal; previene las dispepsias; es un carminativo; estimulante afrodisíaco.

Esta raíz se hierve en un litro de agua y se toma una taza antes de las comidas. Aconsejable para personas inapetentes; también evita el agotamiento sexual, la neurastenia, la apatía. Se usa en licorería para fabricar bebidas refrescantes.

Lapacho: Es un buen diurético y astringente; hipotensor natural, baja la presión arterial, siendo aconsejado para afecciones reumáticas y de las vías urinarias. Se hierven 30 grms de corteza en un litro de agua y se toman tres tazas al día. Este cocimiento se puede usar para ayudar a cicatrizar llagas, úlceras, heridas, quemaduras, contusiones, etc.

Laurel: Esta planta goza de prestigio universal a través de los siglos. De olor y sabor agradables. Sirve como condimento para todas las comidas, es un aperitivo, tónico estomacal, del sistema nervioso; es aconsejable en casos de debilidad, dispepsia, indigestiones, gastritis, estados depresivos, apatía, agotamiento nervioso, neurastenia.

En cocimiento se prepara de la siguiente manera: se hierven 40 hojas en 1/2 litro de agua y se toma una taza antes de la comida.

El aceite de laurel es bueno para el reumatismo y para algunas afecciones dermatológicas.

Lechuga: Tiene grandes cantidades de vitaminas A y B, sales minerales y propiedades tónicas, laxantes y sedantes del sistema nervioso.

La lechuga combinada en ensalada con berro y achicoria, sazonada con aceite de oliva y abundante limón, combate la acidez estomacal, el estreñimiento, la artritis, el reuma, y es ideal para los diabéticos.

El té de lechuga es ideal para las personas insomnes, ya que es un relajante natural para personas nerviosas.

Limón: Es uno de los frutos más útiles con que dispone el ser humano por sus múltiples aplicaciones. Además de vitaminas y minerales, por su alto contenido en vitamina C. Es el mejor depurativo con que cuenta el hombre, ya que es un antiséptico natural, un desinfectante intestinal, refrescante, antifebril, eliminador del ácido úrico, astringente, antiescorbútico. Es el mejor amigo que tiene el hígado y la vesícula. También es indicado en afecciones reumáticas, obesidad, arteriosclerosis, migrañas, dispepsia, etc.

Tomar el jugo de un limón antes de cada comida, rebajado con agua o solo. El mejor amigo que tiene el diabético para calmar la sed.

Lino: Esta utilísima semilla se usa en estados inflamatorios del aparato gastrointestinal, de las vías urinarias y respiratorias.

Para combatir el estreñimiento, se deja en remojo toda la noche una cucharada de semillas de lino en un vaso de agua que se toma completamente por la mañana al levantarse.

Es excelente para prevenir enfermedades intestinales, como el cáncer, pólipos, divertículos, úlceras.

Es ideal para personas con dispepsia, gases, colesterol alto; es el mejor lubricante que tiene la piel; es rico en vitaminas, como la E, A y complejo B.

Lobelia: Existen varias especies-**lobelia inflata, mercurio vegetal, hassleri** o **rabo de zorro;** son variedades que tienen propiedades antidisneicas, expectorantes, antiasmáticas, y eméticas. Se usa en combinación con otras hierbas en muy pequeñas dosis; nunca se toma sola.

Se han hecho investigaciones científicas afirmando que las hojas de lobelia pueden llegar a combatir el asma.

Tiene también acción expectorante. Recordemos que su uso es medicinal y se emplea en medicamentos.

Lúpulo: Se le da el nombre también de **didarria, hombrecillo** o **vetiguera.**

Se emplea en cocimiento de hojas y flores y se toma en forma de té: 3 a 4 tazas diarias. Sus propiedades son tónicas, diuréticas, depurativas, y es un buen sedante nervioso. Se receta en casos de inapetencia, digestiones difíciles, debilidad, cálculos en la vejiga, raquitismo, afecciones del sistema nervioso e insomnio.

También se utiliza en la elaboración de la cerveza, dándole ese aroma y sabor tan característicos.

Llantén o **Psyllum:** Tiene propiedades expectorantes y astringentes, siendo bueno también para los catarros crónicos y para las diarreas.

Se puede hacer en cocimiento y tomar el té: 4 tazas diarias.

Se lo emplea como limpiador del colon, ya que libera de las cavidades las acumulaciones de desechos, ablandándolas y eliminando así la intoxicación.

Se mezclan de 4 a 6 cucharadas del polvo con agua o jugo y se toma por la noche antes de irse a dormir.

Es un poderoso antiinflamatorio, emoliente.

Maíz: Alimento nutritivo por su contenido de fécula, sales minerales y vitaminas. De alto valor dietético, se recomienda para los bebés, mezclándolo con leche. Es un alimento para todo momento que lo pueden consumir tanto niños como ancianos, sin ningún peligro. Limpia los riñones, eliminando los cálculos, ayudando a todo el aparato digestivo por su poder desinflamante.

Malta: Contiene fécula maltosa, dextrina y fermentos, así como sales minerales de propiedades diuréticas, digestivas y laxantes.

El café de malta es para personas con gastritis, úlceras, dispepsia, e irritación de la piel. Tiene gran cantidad de vitamina C.

Se puede tomar en té de 5 a 6 tazas diarias.

Malva: Los antiguos herbolarios, al igual que estudios farmacológicos, han confirmado las propiedades de esta preciosa planta. Tiene un alto contenido de mucílago que sirve para calmar la irritación de la piel y de las mucosas gastrointestinales.

Maní: Es un alimento rico en proteínas de alta calidad, incluyendo aminoácidos esenciales, el 77 por ciento de ácidos no saturados, el 20 por ciento de carbohidratos, vitaminas A, B, C y D, riboflavina, tiamina, piridoxina, biotina, inositol, vitamina E, minerales, potasio, fósforo, magnesio, azufre, calcio, silicio, cobalto, boro, hierro, cinc y manganeso.

Por cada libra de maní hay unas 2,500 calorías; si se come demasiado, tiene el inconveniente de acidificar la sangre.

Manto Blanco: Es una hierba trepadora con muy bonitas flores blancas, con hojas grandes, aterciopeladas. Las hojas y la raíz se emplean como laxante. Es bueno para limpiar la sangre de tóxicos y para limpiar el hígado, especialmente en casos de ictericia cuando hay obstrucción de la vesícula biliar.

Manzana: Delicioso alimento nutritivo, de alto contenido vitamínico, especialmente vitamina C. Indicada en las anemias, diarreas, acidez estomacal por problemas de indigestión y de obesidad. Es la fruta ideal para el diabético, el reumático, el enfermo de las vías urinarias, ya que descongestiona el aparato digestivo y los bronquios; está indicada contra los vómitos y mareos. Es rica en fósforo. Se puede ingerir la manzana cruda o rallada, en ayunas, siendo un excelente laxante. La compota de manzana es saludable para sanos y enfermos, especialmente para los niños.

Se hierve unos 10 minutos, agregándole, si se desea, un poco de miel. Se pueden consumir cocidas al horno. El jugo de manzana también es diurético.

Manzanilla: Tiene prestigio universal desde los más remotos tiempos. Es uno de los remedios caseros más difundidos por su eficacia como sedante estomacal y antiespasmódico. Estudios recientes han comprobado que la infusión de manzanilla tiene efecto sedante en padecimientos crónicos, por su poder antiinflamatorio, especialmente en casos de artritis, padecimientos gastrointestinales y nerviosos; alivia los cólicos intestinales. Ideal para bebés, enfermos y ancianos.

Se toman de 4 a 6 tazas diarias.

Marrubio: Conocido también como **rubio** o **malva rubia**. Es una planta de flores blancas y azules. Se emplea principalmente en forma de jarabe. Se ha comprobado farmacológicamente que es bueno para aliviar la tos y los resfriados; estudios respaldan su uso también por sus propiedades emolientes y expectorantes. Estimula el apetito, actuando como sedante y laxante suaves.

Se emplea en medicina donde el extracto es utilizado con otras hierbas para usarlo en forma de jarabe.

Melón: Fruta dulce que contiene vitaminas A, B y C; es muy refrescante, emoliente, diurético y laxante suave comiéndolo en ayunas. Ideal para personas que sufren de hidropesía, estreñimiento, reuma, afecciones del riñón y de la vejiga. Esta deliciosa fruta debe comerse lejos de las comidas para su mejor asimilación.

Melisa o **Toronjil:** Es un calmante del sistema nervioso, antiespasmódico, para la depresión anímica, buena para la digestión; está indicada para casos de palpitaciones, histerismo, insomnio, vértigos, mareos, náuseas, espasmos, cólicos, eructos de origen dispépsico.

Se toma en forma de té: 3 a 4 tazas al día.

Milenrama o **Milhojas:** Es una planta de flores blancas y rosadas de propiedades estimulantes y tónicas, depurativas de la sangre; astringente, hemostática y antihemorroica. Puede ayudar en casos de debilidad o de agotamiento orgánico. Regula el período menstrual.

En todos los casos se tomarán de 3 a 4 tazas al día del cocimiento. Con ese mismo cocimiento, se podrán hacer baños de asiento fríos aplicados sobre las hemorroides o paños humedecidos en el cocimiento, ya que tiene un gran poder astringente y desinflamante.

Mostaza Negra: La harina de mostaza fue usada desde la antigüedad para regularizar los períodos menstruales demorados. Se pone en una vasija varias cucharadas de esta harina con agua caliente y se mantienen los pies el mayor tiempo posible durante varios días hasta que la menstruación aparezca.

Muérdago: Activa y favorece la circulación sanguínea. Es un excelente hipotensor, bajando la tensión arterial y es hemostático, ya que reduce las hemorragias. Indicado en casos de arteriosclerosis, también para menstruaciones abundantes, congestiones hemorroidales sangrantes.

Se toma una infusión en forma de té: 3 a 4 tazas diarias.

Nabo: Raíz blanca y carnosa. Rico en vitaminas A, B, C, y en sales minerales, calcio, fósforo, etc.

Refrescante intestinal.

Se puede usar en sopas o en ensaladas, una vez cocido, sazonado con aceite y abundante jugo de limón.

Naranjo: Las flores de azahar sirven como calmante del sistema nervioso en estados de agitación anímica, ansiedad, palpitaciones o insomnio. Se puede tomar el agua, también, por cucharaditas.

Tanto las hojas como las flores de naranjo se toman en cocimiento por sus propiedades calmantes, antiespasmódicas, sedantes, antifebriles; en casos de ahogo, espasmos digestivos, palpitación del corazón.

De la cáscara de naranja se extrae una esencia llamada hesperidina. Tonifica el estómago, el corazón, y los nervios.

Se puede hacer un cocimiento en agua hirviendo para tomar después de las comidas. Ayuda también en la dispepsia y en el estreñimiento.

Además, la naranja es uno de los más ricos alimentos cítricos, ya que contiene vitaminas A, B, y C sales minerales, y posee propiedades depurativas de la sangre; es un estimulante de la digestión y de la función hepática y diurética. El jugo se toma en ayunas como laxante y refrescante suave que a la vez descongestiona el hígado.

Se recomienda comer esta deliciosa fruta para combatir la obesidad, el reumatismo, el nerviosismo, las convalecencias, los estados febriles, la nefritis, la disfunción hepática, la dispepsia, etc.

Níspero: Fruto rico, agridulce, que contiene gran cantidad de vitaminas y minerales, especialmente vitamina C. Es de acción astringente, útil en las afecciones del estómago, especialmente en los casos de hernia hiatal, antidiarreico. Tomando el agua de las pepitas hervidas, tiene un efecto diurético.

Nogal o **Noguera:** Indicado en casos de anemia, diabetes, hipertensión arterial.

Se toma una taza antes de las comidas de la infusión de 15 hojas por litro de agua hirviendo.

El fruto, o sea, la nuez, es un alimento nutritivo que contiene vitaminas A, B, C, sales minerales y aceite laxante. Se recomienda contra la debilidad, neurastenia, insomnio, agotamiento sexual y diabetes.

Nopal o **Cactus:** Se emplean las pencas como cataplasmas para tratar afecciones bronquiales, quemaduras e inflamación de la piel. La pulpa puede ser licuada, mezclada con algún jugo (manzana) y es recomendable para los diabéticos pues reduce el nivel de glucosa en la sangre. Esto lo respalda estudios recientes.

En el campo de la medicina popular, se trataban las afecciones renales.

Sirve para combatir la iricitela, hipoglucemicante.

Olivo: Las hojas tienen propiedades diuréticas, disminuye la presión arterial, combate las afecciones reumáticas y el lumbago. Ayuda a la eliminación del ácido úrico; es un hipotensor natural.

Se usa en infusión haciendo un té, hirviéndolo, y tomándolo después de cada comida.

El fruto del olivo es rico en vitaminas A, C, E, hierro, tiene aceites y sustancias alcalinizantes.

El aceite es un laxante suave. Es un colagogo y colerético, limpiando el hígado y la vesícula de residuos tóxicos. Es un emoliente útil contra la dispepsia y los cálculos biliares.

Se toman 2 ó 3 cucharadas al día, seguido de una limonada.

Olmo: La corteza del olmo se recomienda como diurético, tomando 3 tazas de este cocimiento. Es útil en casos de hidropesía, reumatismo, catarros de la vejiga. Es un astringente mucilaginoso.

Orégano: Se emplea como condimento culinario, siendo un estimulante aromático ideal para el aparato digestivo, favoreciendo la digestión evitando los gases; además, es un buen diurético.

Ortiga: Se emplea para combatir las diarreas.

Con las flores se hacen infusiones y se toma en forma de té.

También es un buen diurético, depurativo de la sangre. Ideal para las personas reumáticas, con hidropesía, estados alérgicos, urticaria, incontinencia en la orina en las criaturas.

Puede tomarse en cocimientos, 2 ó 3 veces al día.

Pamplina: Ayuda a reducir las hemorroides e hinchazón de los testículos. También es un poderoso desinflamante de los pulmones y de los bronquios, siendo uno de los mejores remedios contra los tumores y ayuda a reducir de peso.

Papa o **Patata:** Alimento nutritivo con buena cantidad de proteínas, sales minerales y vitaminas C y G. Es alcalinizante de la sangre, por lo cual es uno de los mejores alimentos para los reumáticos.

Puede extraerse el jugo y mezclarse con la fruta bomba o papaya calmará los dolores reumáticos.

Es buena para ancianos, niños y diabéticos.

Papaya: Es una deliciosa fruta que contiene vitaminas y minerales y, sobre todo, rica en papaína, una enzima de gran valor comercial como ablandador de carne. La fruta madura es comestible y se emplea como antidispéptico y para disolver coágulos sanguíneos después de una intervención quirúrgica. La enzima de papaya es altamente digestiva.

Se han hecho estudios comprobando que la utilización de esta fruta alivia y reduce las dislocaciones y fracturas de los discos intervertebrales.

Pasiflora: Buen sedante nervioso, ideal para casos de angustia, depresión, insomnio, neurastenia; es también antiespasmódico.

Se puede tomar en forma de té utilizando las hojas, los tallos y las flores hervidas: 4 tazas al día y una por la noche.

En cápsulas: de 4 a 6 diarias.

Pimentón de Cayena: Es ideal para la buena circulación, pues ayuda a la buena función del corazón. No aumenta la presión arterial. Ayuda en los problemas de úlceras estomacales y del colon. También es bueno para los nervios, tomándolo conjuntamente con valeriana y lobelia.

Pino: Arbol de reconocidas virtudes medicinales, bálsamo expectorante y anticatarral, depurativo y diurético. Se indica para catarros crónicos, bronquitis, tos, congestiones de las vías urinarias.

Las hojas de pino agregadas al agua de baño caliente son excelentes para aliviar dolencias reumáticas crónicas. La esencia de pino, al igual que la del eucalipto, se utiliza para inhalaciones, linimentos y unguentos medicinales. Se usa mucho como desodorante del ambiente, en perfumería y cosmética.

Plátano: Además de ser una fruta rica al paladar, representa una fuente de vitaminas y minerales muy importantes para la salud; como son las vitaminas A, B, B_1, B_2, C, D y E, potasio y magnesio.

Es el mejor aliado en los casos de diarrea, es antiacido y alcalinizador natural de la sangre.

Un plátano o banana grande puede tener unas 80 calorías en valor alimenticio. Un kilogramo de plátanos equivale al valor nutritivo de 6 kilogramos de papas; es bajo en sodio, no contiene colesterol, su contenido en sacarosa, fructosa y glucosa, si bien es elevado, los diabéticos lo podrán comer 2 ó 3 veces por semana. Los niños y ancianos débiles encontrarán en el plátano un complemento saludable y revitalizante en los casos de enfermedades estomacales o intestinales.

Polen de Abeja: Uno de los alimentos energéticos naturales más completos con que cuenta el hombre. Su composición completa de vitaminas y minerales es ideal para niños, jóvenes y ancianos.

Puede consumirse en gránulos o mezclado con jugos y alimentos: de 4 a 5 veces al día.

Se recomienda en casos de radiaciones recibidas en terapia.

Psilio: Desintoxicante del colon, de los residuos acumulados en sus paredes.

Tomar de 4 a 8 cápsulas diarias.

Uva Ursi: Astringente, poderoso tónico de las vías urinarias, diurético, disolvente eliminador de cálculos renales.

Está indicado para aquellos casos en que exista arenilla y cálculos, ya que ayuda a su expulsión, así como también en inflamación y catarro de la vejiga y de la uretra, inflamación o dilatación de la próstata, reuma, diarrea y diabetes.

$\mathcal{D}$IETAS

$\mathcal{D}$IETAS DESINTOXICANTES

Cada una de estas dietas tiene el propósito de remover residuos tóxicos del cuerpo para facilitar, de este modo, una mejor salud. Se pueden hacer un día a la semana, dos días a la semana, o por períodos más prolongados, dependendiendo de cada caso y de la necesidad personal, de acuerdo con la salud del paciente. Cuanto más enferma esté la persona más prolongada será la dieta.

La variedad de dietas están hechas con el propósito de que el paciente elija de acuerdo con su gusto, pero todas están dirigidas a mejorar su salud a través de la eliminación de los productos tóxicos acumulados en el organismo y que deterioran la salud.

Las dietas desintoxicantes mejoran problemas de: artritis, acidez, acné, adormecimiento de pies y manos, alergias, anginas de pecho, arteriosclerosis, asma, bursitis, cálculos biliares y renales, circulación, cistitis, corazón, diabetes, diverticulos, edema, estreñimiento, fiebre, gases, gota, hemorroides, hígado, indigestión, lupus, mal aliento, migrañas, menstruación, menopausia, obesidad, prostata, soriasis, riñón, tromboflebitis, trombosis coronaria, úlceras estomacales y duodenales, varices y vitiligo.

DIETA NÚMERO 1 DE UVAS

Para hacer esta dieta es muy importante la calidad de uvas que se escojan. Estas deben estar bien maduras, frescas, muy limpias, y ser, preferiblemente, negras o rojas.

DESAYUNO
1 vaso de agua purificada con 1 limón exprimido
2 tazas de uvas

ALMUERZO
1 vaso de agua con un limón exprimido
3 tazas de uvas
Tomar cada hora 1 vaso de agua purificada.

CENA
1 vaso de agua con 1 limón
3 tazas de uvas

Al acostarse, 1 taza de té de manzanilla con 1 cucharadita de miel.

Esta dieta está indicada en casos de: acné, presión alta, artritis, asma, bursitis, constipación, celulitis, corazón, cirrosis hepática, cáncer, dermatitis, retención de líquidos, migraña, psoriasis, manchas en la piel, seborrea, tumores, venas varicosas y vitiligo.

Podrán hacer la dieta 3 ó 4 días por semana, durante varios meses, hasta lograr el restablecimiento de la salud.

DIETA NÚMERO 2

Tomar 1 vaso de jugo de sábila mezclado con papaya, en ayunas.

DESAYUNO
1 taza de avena hervida en leche con acidófilos y 1 cucharadita de miel

Tomar cada hora 1 vaso de sábila y papaya.

ALMUERZO
Frutas, la que más prefiera: piña, manzana, pera, uvas, etc.
La fruta que haya elegido será la que comerá durante el día; por ejemplo, si escogió manzana, comerá todo el día manzana.

CENA
Igual que en el desayuno.
Esta dieta está indicada en casos de: alergia, acidez, arteriosclerosis, bronquitis, estreñimiento, gases, divertículos, colitis, enfermedades del miocardio, infarto, múltiple esclerosis, migraña, pólipos, Mal de Parkinson, úlceras, etc.
Siempre consulte con su médico antes de comenzar una dieta.

DIETA NÚMERO 3

En un extractor de jugos, exprimir zanahorias, apio, y agregarle 1/2 litro de jugo de frutas y 1 litro de agua purificada. Conservar en la nevera. Tomar 1 vaso pequeño cada 1/2 hora.

Intercalar cada 1/2 hora 1/2 limón exprimido con una cucharadita de miel.

A L M U E R Z O
Sopa de vegetales
1 papa
2 zanahorias
1/2 cebolla
2 dientes de ajo
4 cucharadas de avena
2 cucharadas de aceite de oliva
1 pizca de sal

Cortar las verduras en trocitos, agregarle 4 tazas de agua y hervirlo por 20 minutos.

La mitad de la sopa es para el almuerzo y la otra mitad se tomará en la cena.

Continuar alternando con el jugo de vegetales y el limón cada 1/2 hora.

Esta dieta puede hacerse entre 3 y 5 días a la semana hasta lograr el restablecimiento.

Esta dieta es ideal en casos de: acné, dermatitis, alergias, catarros, afecciones bronquiales, retención de líquidos, artritis y obesidad.

En las dietas se pueden agregar los tés y las vitaminas.

DIETA NÚMERO 4

Linaza

Se dejan en un vaso de agua, durante toda la noche, 2 cucharadas de linaza con 4 o 5 ciruelas pasas.

A la mañana, en ayunas, se toma el agua y se comen las ciruelas conjuntamente con las semillas de linaza.

DESAYUNO
Linaza
1 taza de té de hierbas: boldo o manzanilla que se repetirá
   cada hora
1 taza de avena hervida con leche con acidófilos

MEDIA MAÑANA
2 vasos de sábila con jugo de limón o de manzana

ALMUERZO
3 manzanas
Té de hierbas con 1 cucharadita de miel
1 cucharadita de polen de abeja

MEDIA TARDE
2 vasos de sábila con jugo de limón o de manzana
1 manzana

CENA
3 manzanas crudas o cocidas al horno
1 cucharadita de polen de abejas
Té de hierbas con miel

Esta dieta puede hacerse de 1 a 10 días, dependiendo de la necesidad.

Es ideal en casos de pólipos, divertículos, estreñimiento, colesterol alto, triglicéridos altos, ácido úrico alto, manchas en la piel, problemas en los riñones, hígado y pulmones.

DIETAS DESINTOXICANTES PARA COMBATIR PARASITOS

DIETÁ NÚMERO 1

Té de ruda, ajenjo, romero, epazote (si fuera posible, todas mezcladas).
Niños: 3 tazas al día.
Adultos: 4 a 6 tazas al día.

DESAYUNO
1 taza de té
1/4 de taza de semillas de calabaza mezcladas en 1/2 litro de leche (mezclar en la batidora): tomar 1 taza

ALMUERZO
Igual que en el desayuno.

MEDIA TARDE
Té de hierbas

CENA
Igual que en el desayuno y:
Té de hierbas
Aceite de ricino: 1 cucharada

DIETA NÚMERO 2

Té de ruda y chaparral mezclados.

DESAYUNO
1 taza de té

1/2 taza de salvado con leche
3 dientes de ajo

MEDIA MAÑANA
1 taza de té
3 dientes de ajo

ALMUERZO
1/2 taza de salvado con leche
3 dientes de ajo
1 taza de té de hierbas

CENA
Igual que en el almuerzo.

Al irse a dormir, tomar 1 cucharada de aceite de ricino.
Repetir por 2 o 3 días.

RECOMENDACIONES DIETÉTICAS
PARA 7 DÍAS

DÍA 1

DESAYUNO
Té de hierbas, manzanilla, hierbabuena, y boldo con limón
  y miel
1/2 taza de yogur
1 tostada de pan integral
1 manzana o banana

Si en su dieta se recomendaran vitaminas, se tomarán
en el desayuno.

ALMUERZO
Caldo de vegetales con avena
1 papa hervida o al horno con aceite de oliva
2 duraznos o 1 manzana
Té de boldo o hierbabuena con limón y miel

CENA
Ensalada de zanahoria, berro, cebolla y tomate con almendras o nueces
1/2 taza de requesón con 1 cucharada de miel y pasitas de
   uva
Té de manzanilla o de boldo con limón y miel

DÍA 2

DESAYUNO
Té de hierbas con limón y miel
1 taza de avena con leche descremada
Agregarle
2 cucharadas de germen de trigo y 1 cucharada de miel
2 ciruelas

ALMUERZO
Sopa de vegetales con arroz
Pechuga de pollo sin piel al horno o a la plancha, condimentado con limón
1 tostada de pan integral
1/4 de melón

CENA
Ensalada de espinaca, cebolla, ajo, pepino y zanahoria
1 huevo hervido
1 rebanada de piña (ananá)

DÍA 3

DESAYUNO
Té de hierbas con limón y miel
6 ciruelas pasas remojadas la noche anterior en agua
1/2 yogur
1 tostada de pan integral
1 cucharadita de mantequilla de maní

ALMUERZO
Vegetales hervidos: 1 papa, 2 zanahorias, 1 calbacín y 1
*   remolacha en ensalada, condimentada con aceite de*
*   oliva y limón*
Filete de pescado al horno
Uvas
Té de hierbas con miel y limón

CENA
1 taza de arroz integral con brócoli y zanahoria, condi-
*   mentado con aceite de oliva*
1 manzana
Té de hierbas

DÍA 4

DESAYUNO
Té de hierbas con miel y limón
1 tostada de pan integral
1 rebanada de queso blanco
1 naranja

ALMUERZO
Berenjena al horno: cortar la berenjena por la mitad,
*   hervirla 5 minutos, quitarle la pulpa; picar 1/2 cebolla y*

agregarle la pulpa, 2 rebanadas de pan deshecho, 1
huevo, sal y queso; mezclarlo todo, rellenar y hornear
por 15 minutos
1/4 de taza de arroz integral
1 pera
Té de hierbas con miel y limón

CENA
Ensalada de pepino, cebolla y tomate
Sopa de avena
1 banana

DÍA 5

DESAYUNO
Té de hierbas
Yogur
Avena con leche, pasitas de uva y miel

ALMUERZO
Sopa de lentejas
1 mazorca de maíz
1 rebanada de pavo
1 racimo de uvas

CENA
Ensalada de apio, berro, cebolla y tomate
1 huevo en tortilla con una rodaja de pavo
1 rebanada de piña

DÍA 6

DESAYUNO
Té de hierbas
1 taza de avena con 1 cucharada de miel y 10 almendras
1 toronja

ALMUERZO
Sopa de pollo con arroz
Tortilla de queso blanco
Piña o uvas
Té de hierbas

CENA
Pescado al horno con limón
1 papa
1 melocotón
Té de hierbas

DÍA 7

DESAYUNO
Té de hierbas con miel y limón
Cereal integral con frutas
1 tostada de pan integral
1 cucharadita de mantequilla de maní

ALMUERZO
1 taza de harina de maíz
1 rebanada de pavo

Ensalada de pepino, apio y zanahoria
1 fruta a elección
Té de hierbas

CENA
1 taza de requesón con nueces y almendras
1 pera
Té de hierbas

Esta dieta para 7 días es ideal en los casos de presión alta, artritis, reuma, osteoporosis, obesidad, gota y lumbago.

DIETAS PARA LA DEPRESIÓN

DIETA NÚMERO 1

DESAYUNO
1 rebanada de pavo
2 tostadas de pan integral
1 vaso de leche

ALMUERZO
1 taza de arroz integral
1 huevo escalfado
1 manzana
1 taza de tilo y ginsén

CENA
Ensalada de pepino, cebolla, ajo y zanahoria
Spaghetti condimentado con aceite de oliva y ajo

Uvas
1 taza de tilo y ginsén

DIETA NÚMERO 2

DESAYUNO
Yogur
1 tostada de pan integral
1 rebanada de pavo
Té de hierbas

ALMUERZO
1 papa al horno con mantequilla
1 rebanada de salmón
1 pera

CENA
1 taza de arroz integral
Brócoli hervido
Zanahoria hervida
1 manzana

En las personas depresivas, es importante incluir todos los días proteínas (pavo, pescado) con cereales integrales y frutas, además de vegetales. Estos alimentos aportarán mayor cantidad de serotoninas y triptófanos, elevando el nivel de neurotrasmisores.

Esta dieta debe acompañarse por las vitaminas y hierbas que se detallan en el capítulo sobre DEPRESIÓN.

RECOMENDACIONES DIETÉTICAS PARA EL CORAZÓN PARA 3 DÍAS

Todo enfermo cardíaco debe tener en cuenta que la sal se usará de manera muy restringida. Los alimentos se condimentarán con limón y aceite de oliva.

DÍA 1

DESAYUNO
Yogur
Ensalada de frutas
Té de manzanilla y espino

ALMUERZO
Calabaza
Zanahoria
Papa
Filete de pescado al horno, condimentado con limón y perejil
1 pera

CENA
1 taza de arroz integral
Brócoli
Calabacín
1 manzana al horno

DÍA 2

DESAYUNO
1 taza de avena con leche descremada
Ensalada de frutas
Té de manzanilla y espino

ALMUERZO
1/2 pechuga de pollo al horno, condimentada con limón y perejil
1 taza de arroz integral
Ensalada de zanahoria rallada y tomate
Uvas
Té de manzanilla y espino

CENA
1 taza de arroz integral
Brócoli
1 manzana al horno

DÍA 3

DESAYUNO
Cereales integrales
1 cucharada de levadura
1 toronja (pomelo)

ALMUERZO
Sopa de lentejas
Ensalada de apio, remolacha y pepino
1 tostada de pan integral
1 rebanada de salmón al horno
1 rodaja de piña

CENA
Sopa de vegetales
Harina de maíz
Ensalada de frutas
Té de manzanilla y espino

DIETAS PARA PERDER PESO

DIETA NÚMERO 1

DESAYUNO
1/2 toronja
1 tostada integral
2 cucharadas de yogur con 2 cucharadas de fibra
Té de hierbas: diente de león, menta, manzanilla, boldo, 1
taza con limón
1 cápsula de kelp (alga marina)

ALMUERZO
1 lasca de pavo, pollo o pescado al horno
Ensalada de remolacha y habichuelas (condimentar con
limón sólo)
Tés de hierbas
1 cápsula de kelp (alga marina)

CENA
1/2 taza de atún en agua (condimentado con limón sólo)
1 tostada de pan integral
1 manzana pequeña
Tés de hierbas

DIETA NÚMERO 2

DESAYUNO
1 tostada de pan integral
1 lasca de queso Cheddar
1/2 toronja
Tés de hierbas
1 cápsula de kelp (alga marina)

ALMUERZO
1 huevo duro o revuelto
1 lasca de pan integral
1 banana
Tés de hierbas
1 cápsula de kelp (alga marina)

CENA
2 lascas de pavo
1/2 taza de brócoli (crudo)
1/2 taza de zanahorias (crudas)
1/2 taza de helado

DIETA NÚMERO 3

DESAYUNO
1/2 toronja
1 tostada de pan integral con 1 cucharadita de mantequilla de maní
Tés de hierbas
1 cápsula de kelp (alga marina)

ALMUERZO
1 taza de requesón (ricotta o cottage cheese)
1 tostada de pan integral
Tés de hierbas
1 cápsula de kelp (alga marina)

CENA
1/2 taza de atún en agua, condimentado con limón
1 taza de coliflor
1 manzana
Tés de hierbas

Acompañar a la dieta de 8 a 10 vasos de agua con limón; de 1/2 a 1 hora de ejercicios.

La dieta es por 3 días y se puede repetir todas las semanas que quiera hasta lograr el peso ideal.

DIETAS PARA LA DIABETES

DIETA NÚMERO 1

DESAYUNO
1 taza de cereal integral, con leche descremada
1 cucharada de germen de trigo, en el cereal
2 cucharadas de yogur
Tés de arándano, regaliz, cabezuela, centaurea, celidonia,
*   con cualquiera de estas hierbas, o con varias de ellas,*
*   hacer tés, y tomar de 4 a 6 tazas al día*

ALMUERZO
Carne de soja, al gusto
Ensalada de rábanos, escarola, rabanillos
Condimentar con aceite de oliva, limón y ajo
1 naranja
Tés de hierbas

CENA
Queso descremado
1 tostada de pan integral
Sopa de verduras y arroz integral
2 ciruelas

DIETA NÚMERO 2

DESAYUNO
Avena: 1 taza hervida con agua, cáscara de limón canela
1 cucharada de germen de trigo
2 cucharadas de yogur
Tés de hierbas

ALMUERZO
1 lasca de pavo
6 espárragos
1/2 cebolla picadita
1 tostada de pan integral
Tés de hierbas, con limón y 1 cucharadita de miel

CENA
Pechuga de pollo sin piel a la plancha
Ensalada de hinojo, apio, tomates, cebolla
1 manzana
Tés de hierbas

DIETA NÚMERO 3

DESAYUNO
1 tostada integral con 1 cucharadita de mantequilla de maní
1 huevo escalfado
1 toronja
Tés de hierbas

ALMUERZO
Pescado al horno
Ensalada de lechuga, tomates, apio, rabanillos, condimen-
tada con aceite de oliva y limón

1 melocotón
Tés de hierbas

CENA
2 lascas de pan integral
2 lascas de queso descremado
1/2 melón amarillo
Tés de hierbas

DIETA NÚMERO 4

DESAYUNO
Avena: 1 taza
2 cucharadas de levadura de cerveza
1 toronja
Tés de hierbas

ALMUERZO
Pavo: 1 lasca
2 alcauciles (alcachofas)
Acelga, con 1 papa, condimentada con aceite de oliva y
    limón
1 naranja
Tés de hierbas

CENA
Sopa de vegetales y mijo
1 papa al horno con crema agria y cebollinos
1 manzana
Tés de hierbas
Esta es una guía de la dieta que debe seguir un diabéti-
co. Evitar la sal, condimentos fuertes y comidas pesadas.
Más información en la página 37.

$\mathscr{G}$UÍA DE NUTRICIÓN

La guía de nutrición tiene el propósito de dar una mejor idea de los alimentos más recomendables, variando por supuesto en las costumbres alimenticias de cada país, o lugar; pero sí, será una guía que le ayudará a elegir mejor la compra de los alimentos.

ALIMENTOS PROHIBIDOS

Carnes rojas, enlatadas, ahumadas, embutidos, todo tipo de harinas blancas, azúcar refinada, grasas, frituras con grasa, chocolates, gaseosas, mayonesa, huevos, mantequilla, helados, café, alcohol, tabaco. (Algunos alimentos, como son: mantequilla, chocolate, salsa mayonesa, huevos, podrán consumirse con moderación).

ALIMENTOS PERMITIDOS

Jugos naturales; por ejemplo, de naranja, manzana, piña, limón, pomelo, uva, coco, etc.; agua mineral o destilada, de 6 a 8 vasos al día. Especialmente en casos de infección, catarros, fiebre, diarreas, problemas renales, etc.

VEGETALES

Zanahorias, papas, boniato, malanga, calabaza, calabacines, remolachas, rabanillos, acelgas, escarolas, espinacas, berros, endibia, lechugas, apio, perejil, cebollas, ajos, pepinos, col, coliflor, berenjenas, pimientos, maíz, brócoli, etc.

Las verduras que son comestibles crudas, es recomendable, todos los días, consumir alguna de ellas, para mejor asimilación de las vitaminas y minerales. En el caso de que se deban cocinar, usar el agua de la cocción para caldos o arroz; de esta manera aprovechamos los nutrientes que hay en el agua.

FRUTAS

Manzanas, uvas, melocotones, ciruelas, naranjas, toronjas, mandarinas, papayas, bananas, peras, piña, fresas, cerezas, higos, granadas, limones, melón, sandía, etc.

CEREALES

Arroz, avena, cebada, centeno, maíz, mijo, trigo, girasol, lentejas, judías, garbanzos, linaza, sésamo, soja, etc.

FRUTAS SECOS, ETC.

Frutos secos, almendras, nueces, avellanas, maní, castañas, etc.

LINAZA

Ver en página 160.

ALIMENTOS ALTOS EN COLESTEROL

Sesos	100 grms	2200 mgs de colesterol
Riñones de res	100 grms	690 mgs de colesterol
Hígado de res	100 grms	380 mgs de colesterol
1 huevo		275 mgs de colesterol
Camarón	100 grms	130 mgs de colesterol
Queso Roquefort	100 grms	80 mgs de colesterol
Costillas de res	100 grms	70 mgs de colesterol
Helado	10% de grasa	60 mgs de colesterol
Langosta	100 grms	46 mgs de colesterol
Leche entera	1 taza	33 mgs de colesterol
Mantequilla	1 cucharada	32 mgs de colesterol
Requesón	1 taza	20 mgs de colesterol
Papas fritas	100 grms	20 mgs de colesterol
Chocolate	100 grms	25 mgs de colesterol

ALIMENTOS DE POCO COLESTEROL

Verduras, verdes o amarillas		0 mgs colesterol
Frutas		0 mgs colesterol
Mantequilla de maní	1 cucharada	0 mgs colesterol
Margarina vegetal	1 cucharada	0 mgs colesterol
Leche descremada	1 taza	4 mgs colesterol
Queso paramesano	1 cucharada	4 mgs colesterol
Pizza de queso	100 grms	6 mgs colesterol
Suero de leche	1 taza	9 mgs colesterol
Requesón descremado	1 taza	10 mgs colesterol
Yogur bajo en grasa	1 taza	14 mgs colesterol
Pescado magro	100 grms	45 mgs colesterol
Pavo, pechuga	100 grms	55 mgs colesterol
Pollo, pechuga	100 grms	75 mgs colesterol
Carne magra de res	100 grms	75 mgs colesterol
Id. de ternera	100 grms	85 mgs colesterol
Id. de cordero	100 grms	85 mgs colesterol

$\mathcal{T}$ESTIMONIOS

$\mathcal{T}$ESTIMONIO DE ANGELA LÓPEZ

Hermanita Maritza:

Mi cariñoso saludo y respeto por su labor. Quiero decirle que me ayudó con su dieta y sus consejos sabios. Después de tomar la yuca y la alfalfa se aliviaron mis padecimientos debido a la artritis y no he vuelto a tomar calmantes.

$\mathcal{T}$ESTIMONIO DE NORMA DÍAZ

Querida hermana:

Le doy gracias al Señor por haberle puesto en su corazón el llevar adelante ese bello programa que nos ha servido de edificación a muchos. Yo estoy mejorando de mis malestares. Con la dieta de desintoxicación que hice hace mucho tiempo desapareció la migraña que me aquejaba. También he encontrado en el própolis algo maravilloso pues padecía de una alergia tremenda; empezaba a estornudar sin poder parar y esto venía acompañado de agua por la nariz y picazón en los ojos. Quiero decirle que todo eso ha terminado.

Con la dieta de desintoxicación he perdido 7 libras.

Le pido a Dios que la siga bendiciendo ricamente para que usted nos bendiga a todos nosotros que tratamos día a día de mejorar nuestra salud.

$\mathscr{T}$ ESTIMONIO DE LUISA Y ROLANDO

Querida Maritza:

Mi esposo y yo queremos hacerte llegar nuestro testimonio ya que ha sido de mucha bendición.

Con la dieta desintoxicante Rolando perdió 20 libras, se le normalizó la presión tomando ajo por las noches y también se le fue el cansancio que tenía; está más ágil y más animado

En mi caso, perdí 17 libras y seguiré perdiendo porque me estoy sintiendo muy bien y durmiendo mejor, las comidas ya no me caen mal como antes, no tengo los nervios alterados, mi carácter está más controlado y esto todos los que están alrededor mío lo notan.

Tengo tres niños y muchas veces tenía ganas de salir corriendo de la casa; hoy, gracias a Dios y a usted que nos ayudó tanto hasta mis hijos me dicen: "Mamá, se te ve mejor y más contenta".

También nos ha ayudado a que sepamos comprar cuando vamos al mercado. Ha sido una verdadera bendición tu programa radial de las 6 de la tarde; nunca me lo pierdo ya que tengo la oportunidad de aprender cada día algo nuevo.

$\mathscr{T}$ESTIMONIO DE ADREINA MENA

Estimada Maritza Barton:
Gracias por esos consejos tan valiosos que nos da por radio y televisión. Quiero darle mi testimonio, aunque sé que un poco tarde ya que lo debería haber hecho antes.

Hace aproximadamente un año le hice una consulta en su programa porque no estaba nada bien de salud debido a un problema de tiroides, estreñimiento (por 15 años), úlcera, alergia, presión alta, artritis, dolores de cabeza frecuentes, nervios alterados. He seguido sus consejos y he hecho sus dietas y ya no me duelen más las articulaciones porque dejé de comer carne de puerco; también se me fue el estreñimiento y los gases.

Muchas gracias Maritza porque no sólo me ha ayudado a mí sino que toda mi familia en Costa Rica se ha beneficiado con sus consejos.

$\mathscr{T}$ESTIMONIO DE CARMEN CALÁS

Estimada Sra. Maritza:
Por este medio quiero expresar mi agradecimiento por la orientación y guía que usted me envió para regular mi diabetes en forma natural dándome un resultado magnífico pues el azúcar está bien controlado aunque solamente estoy haciendo la dieta y usando la cáscara de berenjena en agua; también como apio y pepino todos los días. No he usado las otras hierbas porque aquí no las conocen por los nombres en español.

Nuevamente le doy las gracias por todo y que Dios la bendiga.

$\mathscr{T}$ESTIMONIO DE SONIA MILÁN

Querida Maritza:

Hace tres meses te llamé para pedirte ayuda para mi problema de menstruación ya que soy muy irregular, me da mucho dolor, etc. Tomé lo que me recomendaste por tres meses y me he mejorado, mejor dicho, estoy muy bien. Desde el primer mes noté la diferencia.

$\mathscr{T}$ESTIMONIO DE DELIA LEDO

Querida Maritza:

Este es el testimonio del caso de mi esposo, en el que con la ayuda de Dios y de Ud. me lo salvaron.

Todo comenzó con la pérdida de memoria de él y la falta de coordinación en sus ideas; salvo ese problema, mi esposo era normal en sus funciones como son: bañarse, comer, caminar, vestirse, etc. Al notar que el problema de memoria y coordinación avanzaba, lo llevamos al médico, y éste indicó llevarlo al hospital. Cuando lo dejamos pesaba 135 libras, caminaba, hablaba, comía solo normalmente, se bañaba, vestía, peinaba, etc.; a la semana de estar en el hospital, mi esposo ya no hablaba, no comía, y lo tenían amarrado. Como te imaginarás, fue todo para empeorar su estado. En tres semanas, mi esposo perdió 38 libras, sólo le inyectaban drogas para dormir. Me lo entregaron en silla de ruedas, sin hablar ni caminar. En ese momento fue cuando te llamé y me recomendaste todas las vitaminas y yerbas, que se las daba en forma de batidos. El resultado fue milagroso, me llevó tiempo y trabajo; de 97 libras que pesaba cuando salió del hospital, hoy está pesando 145 libras, camina, habla, come, se baña normal, hasta ahora se ve fuerte y sano, sólo que su memoria, aunque mejor, la va recuperando poco a poco. Se ve muy bien que, con la ayuda de Dios y la suya, mi esposo va a estar perfectamente muy pronto. Dios te bendiga por tu hermosa labor y por ayudarnos a gozar de buena salud.

$\mathcal{B}$IBLIOGRAFÍA CONSULTADA

James F. Balch, M.D., and Phyllis A. Balch, *Nutritional Healing*.

Paavo Airola, *Manual de Curaciones Naturales* (Impreso en México: Editorial Diana, 1983).

Jean Parker, *Mil Plantas Medicinales* (Nueva York: Selecciones del Reader's Digest, 1987).